MINISTÈRE DU COMMERCE ET DE L'INDUSTRIE

Septembre 1922.

COMITÉ INTERMINISTÉRIEL
des Plantes médicinales et Plantes à Essences

OFFICE NATIONAL
des Matières premières végétales pour la Droguerie
et la Parfumerie

44, rue de Bellechasse, PARIS-VII

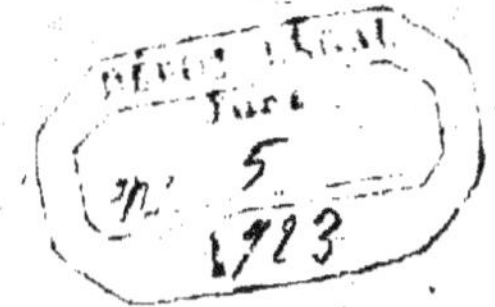
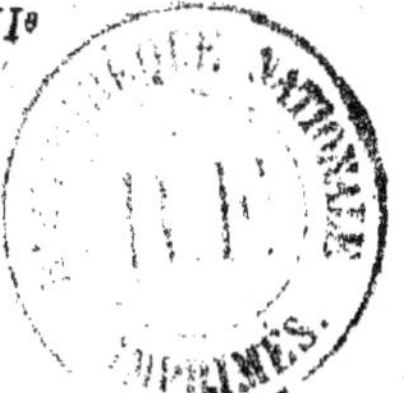

DEUXIÈME CONGRÈS NATIONAL

DE LA

CULTURE DES PLANTES MÉDICINALES

Tenu à Bourges le 18 Juin 1922

sous la Présidence d'honneur de M. Em. PERROT

PROFESSEUR A LA FACULTÉ DE PHARMACIE DE PARIS

PRÉSIDENT DU COMITÉ INTERMINISTÉRIEL DES PLANTES MÉDICINALES ET DES PLANTES A ESSENCES

Présidence de M. DUTEIL

PRÉSIDENT DU COMITÉ RÉGIONAL DES PLANTES MÉDICINALES DU CHER

MÉMOIRES ET COMPTES-RENDUS

PUBLIÉS PAR MM.

G. BLAQUE
SECRÉTAIRE GÉNÉRAL DE L'OFFICE NATIONAL
DES MATIÈRES PREMIÈRES
POUR LA DROGUERIE ET LA PARFUMERIE

E. POHER
MEMBRE DU COMITÉ INTERMINISTÉRIEL
DES PLANTES MÉDICINALES
ET DES PLANTES A ESSENCES

LONS-LE-SAUNIER

IMPRIMERIE ET LITHOGRAPHIE LUCIEN DECLUME

1922

Prix : 10 fr.

COMITÉ INTERMINISTÉRIEL DES PLANTES MÉDICINALES

constitué auprès du Ministère du Commerce par décrets des 3 et 20 Avril 1918.

Présidents d'honneur.

MM.

GUIGNARD, Ancien Président de l'Ac. des Sciences, Directeur honoraire de la Fac. de Pharmacie.

COSTANTIN, de l'Ac. des Sciences, Prof. au Muséum.

TISSERAND, de l'Ac. des Sciences, Directeur honoraire au Ministère de l'Agriculture.

PASCALIS, ancien président de la Chambre de Commerce de Paris.

Président.

M. PERROT (Em.), Prof. à la Fac. de Pharmacie de Paris.

Vice-Présidents.

MM.

BERTRAND (G.), Prof. à la Fac. des Sc., Chef de Service à l'Institut Pasteur.

MICHEL, Président du Syndicat général de la Droguerie française.

Secrétaire général.

M. ELBEL, Agrégé de l'Université, Sous-Directeur au Ministère du Commerce.

Délégué à la Statistique et à la Propagande.

M. Eug. PROTHIÈRE

Membres.

MM.

ACHALME, Dir. du Labor. Colonial au Muséum.

ALLAND, Droguiste, Importateur.

ARNOULD, Conservateur des Eaux et Forêts.

BAUBE, Prés. du Synd. des Huiles essentielles.

Le Prince Roland BONAPARTE, de l'Ac. des Sc., Prés. de la Soc. de Géographie.

BOULANGER (Emile), Fabricant de produits pharmaceutiques, cultivateur de Plantes Médicinales.

BUCHET, Dir. de la Pharmacie centrale de France.

CAPUS, Délégué du Gouvernement Général de l'Indo-Chine à l'Office Colonial.

CHARABOT, Inspect. de l'Enseignement technique au Ministère du Commerce.

CHARLES, Droguiste, à Nantes.

CHEVALIER, Ancien Chef du Labor. de pharmacologie à la Fac. de Méd. de Paris.

DARRASSE (André), Président d'honneur du Syndicat de la Parfumerie française.

MM.

DARRASSE (Léon), Droguiste, à Paris.

FERMÉ, Droguiste importateur, à Paris.

GALLOIS, Directeur des Etablissements Adrian et Cie.

LATHAM (Charles), Importateur, au Havre.

LESAGE, Directeur au Ministère de l'Agriculture.

LEBLANC, Président du Syndicat des Herboristes.

LHOPITAL, Inspecteur d'Académie, Représentant le Ministre de l'Instruct. publique.

MARTIN (H.), Ancien Président de l'Association générale des Syndicats pharmaceutiques.

POHER, Directeur des Services Commerciaux à la Compagnie d'Orléans.

DE POUMEYROL, Herboristerie en gros, à Lyon.

PROTHIÈRE, Pharmacien, Président de la Société des Sciences naturelles de Tarare.

PRUDHOMME, Directeur du Jardin Colonial de Nogent-sur-Marne.

RAYBAUD, Inspecteur principal adjoint de la Compagnie P.-L.-M.

RIPERT, Droguiste, à Marseille.

ROCHÉ, Représentant le Synd. des Produits Chimiques, Directeur des Etablissements Poulenc frères.

ROTHÉA, Pharmacien principal de l'Armée.

ROUX, Directeur des Services scientifiques au Ministère de l'Agriculture.

J. DE VILMORIN, Représentant le Synd. des Marchands de grains et de graines de semence.

Adjoints permanents au Comité à titre consultatif.

MM.

BOIS (D.), Prof. au Muséum.

CARON, Secr. Gén. de la Soc. Nat. des Conférences populaires.

GONIS, Prof. agrégé à la Fac. de Pharmacie.

GUÉRIN (P.), Prof. à l'Institut agronomique.

MEUNISSIER, Etablissements Vilmorin.

FERRAUD, Pharmacien-Principal des Troupes Coloniales.

FRON, Prof. à l'Institut agronomique.

THIRIET, Droguiste, Docteur en Pharmacie, à Nancy.

FAUCHÈRE, Directeur d'Agriculture, aux Colonies.

CHEVALIER (Auguste), Chef de la Mission permanente d'Agriculture Coloniale au Ministère des Colonies.

OFFICE NATIONAL DES MATIÈRES PREMIÈRES

pour la Droguerie, la Pharmacie, la Distillerie et la Parfumerie.

(Organe d'exécution du Comité interministériel des Plantes Médicinales et à Essences).

Conseil d'administration.

Président.......... M. Alphonse MICHEL.

Vice-Présidents.... M. BUCHET;

— M. André DARRASSE.

Secrétaire général. M. ELBEL.

Trésorier .... M. PELLIOT.

Membres : MM. BAUBE (Emile), BOULANGER, BOINOT, CHARABOT, Dr CHEVALIER, DARRASSE (L.), FERMÉ, DE POUMEYROL, REGNAULT, RIPERT, ROCHÉ, ROQUES.

Direction.

Directeur.......... M. le Prof. Em. PERROT,

Secrétaire général. M. BLAQUE (G.), Pharmacien de 1re classe, Licencié ès-Sciences.

MINISTÈRE DU COMMERCE ET DE L'INDUSTRIE

COMITÉ INTERMINISTÉRIEL
des Plantes médicinales et Plantes à Essences

OFFICE NATIONAL
des Matières premières végétales pour la Droguerie
et la Parfumerie

44, rue de Bellechasse, PARIS-VIIᵉ

Septembre 1922.

DEUXIÈME CONGRÈS NATIONAL

DE LA

CULTURE DES PLANTES MÉDICINALES

Tenu à Bourges le 18 Juin 1922

sous la Présidence d'honneur de M. Em. PERROT

PROFESSEUR A LA FACULTÉ DE PHARMACIE DE PARIS

PRÉSIDENT DU COMITÉ INTERMINISTÉRIEL DES PLANTES MÉDICINALES ET DES PLANTES A ESSENCES

Présidence de M. DUTEIL

PRÉSIDENT DU COMITÉ RÉGIONAL DES PLANTES MÉDICINALES DU CHER

MÉMOIRES ET COMPTES-RENDUS

PUBLIÉS PAR MM.

G. BLAQUE

SECRÉTAIRE GÉNÉRAL DE L'OFFICE NATIONAL
DES MATIÈRES PREMIÈRES
POUR LA DROGUERIE ET LA PARFUMERIE

E. POHER

MEMBRE DU COMITÉ INTERMINISTÉRIEL
DES PLANTES MÉDICINALES
ET DES PLANTES A ESSENCES

LONS-LE-SAUNIER

IMPRIMERIE ET LITHOGRAPHIE LUCIEN DÉCLUME

1922

Prix : **10 fr.**

INTRODUCTION.

Lorsqu'en juillet 1919, secondant les premiers efforts du Comité interministériel des Plantes Médicinales et à Essences, la Compagnie du Chemin de fer de Paris à Orléans, organisait une Mission aux cultures de Plantes Médicinales de l'Anjou, on était loin de soupçonner quelle influence cette manifestation devait avoir sur le développement de l'œuvre qui venait de naître en France. C'était alors au lendemain de la guerre ; désireux d'affranchir le pays du lourd tribut payé, chaque année, à l'étranger pour nos achats de produits d'herboristerie, le gouvernement avait décidé la création d'un Comité interministériel des Plantes Médicinales et à Essences, dont le Professeur Perrot venait d'accepter la présidence. Ce dernier, grâce à l'autorité qui s'attache à son nom, ralliait bien vite autour de lui d'actifs et zélés collaborateurs qui, sous sa direction éclairée, entreprirent aussitôt une campagne en faveur de la récolte des plantes médicinales.

Tous les moyens propres à attirer l'attention du public sur l'intérêt de la culture et de la cueillette des « simples » furent mis en œuvre : conférences en province, tracts de propagande, brochures de vulgarisation, etc. Et c'est pour participer à cette campagne et y apporter leur concours éclairé, que les Services commerciaux de la Cie d'Orléans, sur l'initiative de M. l'Ingénieur Poher, proposèrent de rendre visite aux producteurs de l'Anjou et de tenir à Angers un Congrès national de la Culture des Plantes Médicinales. Ceux qui ont pris part à ce dernier ont pu témoigner de l'intérêt qu'il avait présenté. Non seulement il a permis de faire mieux comprendre aux congressistes, désireux d'entreprendre la culture des plantes médicinales, les difficultés que celle-ci présente et dans quelles conditions il est indispensable de se placer pour obtenir des résultats satisfaisants; mais il a mis au contact les uns des autres, producteurs et acheteurs; il a fait naître des discussions, des suggestions, provoqué de nouvelles collaborations; en un mot il a servi admirablement les buts poursuivis par le Comité interministériel et la Compagnie d'Orléans.

Depuis, le mouvement s'est étendu. Au Comité interministériel, sans ressources, est venu se joindre l'Office national des Matières premières qui, grâce à une subvention du Parlement et à la libéralité des industriels intéressés, a pu désormais, disposer du budget suffisant pour donner à l'œuvre nationale, timidement entreprise au début, toute l'ampleur désirable. Aujourd'hui, sans témérité, on peut affirmer que les premiers efforts n'ont pas été vains. Grâce, en particulier, à l'admirable action de propagande poursuivie à travers tout le pays par les Comités régionaux, un nombre de plus en plus élevé de personnes se sont adonnées à la cueillette, et certaines même, mieux préparées par leurs occupations habituelles, ont tenté la culture des plantes médicinales. Les résultats ne se sont pas fait attendre ; sans vouloir rappeler ici le montant des récoltes de telle école ou de tel groupement, il importe cependant de signaler que le commerce français de la droguerie et de l'herboristerie trouve, de plus en plus facilement, à s'approvisionner chez nous, de certaines espèces qu'il etait contraint de demander à l'étranger. Aussi, nos importations en plantes médicinales, qui s'élevaient, en 1919, à près de 100.000 quintaux, sont tombées pour l'année 1921 au chiffre de 53.837 quintaux.

Il faut parvenir à de meilleurs résultats encore. L'œuvre entreprise doit être développée de façon à atteindre progressivement les buts que le Comité interministériel s'est assignés. Aujourd'hui, plus que jamais, il nous est indispensable de produire, afin de réduire nos achats au dehors et contribuer ainsi, dans une certaine mesure, à l'amélioration de notre change. Il nous est un devoir, dans la zône d'action qui nous est dévolue, de participer à cette politique. Le sol de notre France, on ne saurait jamais trop le répéter, est à même de fournir les espèces médicinales et aromatiques les plus variées. Sachons en profiter et ne laissons pas perdre annuellement des produits abondants comme le Tilleul, les feuilles de Noyer ou de Frêne, qu'il faut ensuite faire venir de l'extérieur par dizaines et même par centaines de tonnes.

C'est seulement par une action de tous les instants que l'on parviendra à donner à la culture et à la cueillette des « simples » le développement qu'elles méritent. Le Congrès qui vient de se tenir à Bourges n'a pas eu d'autre but et aura marqué une étape importante dans cette action. Il a été organisé, en parfait accord, par le Comité interministériel des Plantes Médicinales et les Services commerciaux de la Compagnie du Chemin de fer de Paris à Orléans. Plus que jamais, en effet, ces derniers s'intéressent, d'une façon toute particulière, au problème de la production des plantes médicinales, et la collaboration qu'ils ont, cette fois encore, apportée au Comité interministériel a été pour celui-ci un précieux appui.

Après une réunion tenue, le 19 juin, à la Chambre de Commerce de Bourges, où furent exposées des questions du plus haut intérêt, relatives à la culture, à la préparation et au commerce des plantes médicinales, une série de visites aux cultures spéciales du Berry, de l'Auvergne, du Forez, du Lyonnais, eurent lieu pendant les cinq jours qui suivirent.

Ainsi, à l'enseignement et aux conseils donnés à Bourges, a succédé l'observation sur place, complétant ceux-là de la façon la plus pratique.

Ce sont les comptes rendus des travaux du Congrès de Bourges et des visites aux cultures qui ont été rédigés dans les pages qui suivent. En les publiant, le Comité d'organisation a pensé apporter une utile contribution au développement de la production des plantes médicinales en France et c'est pourquoi il offre ce mémoire à ceux que cette question intéresse : cultivateurs, récolteurs de « simples », pharmaciens, droguistes ou herboristes.

Que tous ceux qui, à des titres divers, ont aidé au succès du Congrès veuillent bien recevoir ici l'expression de nos vifs remerciements. Ceux-ci vont, en particulier, aux cultivateurs de plantes médicinales qui se sont mis si aimablement à notre disposition pour la visite de leurs cultures, ainsi qu'aux Compagnies des Chemins de fer du P.-O. et du P.-L.-M., qui ont su, généreusement, faciliter le voyage des congressistes (1).

LE COMITÉ D'ORGANISATION.

(I) Les clichés des photographies, qui illustrent ce travail, ont été aimablement prêtés par M. LEMÉE, membre du Congrès, que nous sommes heureux de remercier ici.

Deuxième Congrès national de la Culture des Plantes Médicinales.

COMITÉ D'ORGANISATION.

Président d'honneur.

M. Perrot, Professeur à la Faculté de Pharmacie de Paris, Président du Comité interministériel des Plantes Médicinales et des Plantes à Essence.

Président.

M. Duteil, ancien Pharmacien, Président du Comité des Plantes Médicinales de Bourges.

Secrétaires généraux.

M. Blaque, Secrétaire général de l'Office national des Matières premières pour la Droguerie et la Parfumerie.

M. Poher, Ingénieur des Services commerciaux de la Compagnie d'Orléans, Membre du Comité interministériel des Plantes Médicinales.

Secrétaire.

M. Verlot, Ingénieur agronome, attaché aux Services commerciaux de la Compagnie d'Orléans.

Trésorier.

M. Crochet, Pharmacien, à Dun-sur-Auron.

BUREAU.

Président.

M. Duteil, ancien Pharmacien, Président du Comité des Plantes Médicinales de Bourges.

Secrétaire.

M. Blin, Professeur d'Agriculture, adjoint à la Direction des Services agricoles du Cher.

Trésorier.

M. Crochet, Pharmacien, à Dun-sur-Auron.

MEMBRES D'HONNEUR.

MM. Le Préfet du Cher.

ELBEL, Sous-Directeur au Ministère du Commerce.

BLOCH, Ingénieur en Chef, adjoint au Directeur de la Cie d'Orléans.

GRÉARD, Henry, Chef de l'Exploitation de la Cie d'Orléans.

LAUDIER, Député, Maire de Bourges.

MAUGER, Sénateur du Cher.

HERVET, Président de la Chambre de Commerce de Bourges.

FRON, Professeur à l'Institut national agronomique,

GUÉRIN,   —   —   —

VINADELLE, Conseiller général, Maire de Dun-sur-Auron.

MEMBRES.

Mlle PETIT, 7, rue du Bassin, à Bourges.

Mme MARTIN-CASTILLE, Herboriste, à Vitry-aux-Loges (Loiret).

MM. ABRIAL, Conservateur des collections de botanique et de matière médicale à la Faculté de Médecine de Lyon, Secrétaire du Comité régional lyonnais des Plantes Médicinales.

APART, ancien Pharmacien, à Bourges.

BARBERON, 5, rue Raynouard, à Paris.

BESSE (DE), Directeur du Syndicat des agriculteurs du Cher.

BOUGE, à St-Florent (Cher), Délégué du Syndicat des pharmaciens du Cher.

BRETIN, Professeur à Faculté de Médecine et de Pharmacie de Lyon, Président du Comité régional lyonnais des Plantes Médicinales.

BUREAU, 23, rue Fulton, à Bourges.

CHAUVIN, 72, rue Nationale, à Bourges.

CHEVALIER, Docteur en Médecine, 11, rue Mademoiselle, à Versailles (Seine-et-Oise).

COULONGEAT, Professeur à l'Ecole de Médecine de Poitiers (Vienne), Président du Comité poitevin des Plantes Médicinales.

DANIEL, Professeur à la Faculté des Sciences de Rennes, Président du Comité breton des Plantes Médicinales.

DELAUNAY (Abbé), Membre du Comité des Plantes Médicinales de Bourges, Curé de St-Eloy-de-Gy.

DORAT, délégué de la Maison Sossler et Dorat, Drogueries et Produits chimiques, 35, rue des Blancs Manteaux, à Paris.

DOUCET, à Bourges (Cher).

DURAND, Jardinier, producteur de plantes médicinales, à Dun-sur-Auron.

EBERHARDT, Professeur à l'Université de Besançon, Directeur de la Station agronomique de Franche-Comté.

FOURELLE, Vétérinaire, à Bourges.

FAUCONNEAU, Président honoraire du Syndicat des Pharmaciens du Cher, 13, boulevard Gambetta, à Bourges.

FERRÉ (Dr), Fabricant de produits pharmaceutiques spécialisés, 6, rue Dombasle, à Paris.

MM. Fougeron, Ingénieur-Chimiste, 1, rue Neuve du Mail, à Pithiviers (Loiret).

Fraty, Représentant la « Cooper », de Melun, 294, avenue Jean Jaurès, à Lyon.

Giraud, Conseiller de Préfecture, délégué par M. le Préfet du Cher.

Godet, Président du Syndicat des Producteurs de Plantes médicinales de Dun-sur-Auron.

Godet, Elie, Producteur de plantes médicinales à Dun-sur-Auron (Cher).

Gruet, Directeur du Service agricole de la Maison Chiris, 13, rue Ballu, à Paris.

Guigue, délégué de la Maison Michel-Laurent-Guigue et Cie, Droguerie, Herboristerie, Produits chimiques, 4, rue Elzévir, à Paris.

Jay, Producteur de plantes médicinales, à Montbrison (Loire).

La Noue, 32, avenue de la Gare, à Bourges.

Lemée, Pharmacien, récolteur de plantes médicinales, 62, rue de la Réunion, à Paris.

Leteneur, Ingénieur agronome, Directeur des Services agricoles du Cher, à Bourges.

Lyons, place St-Bonnet, à Bourges.

Letailleur, 60, rue Cournautier, à Bourges.

Martin, Professeur d'Agriculture, à St-Amand.

Martin, instituteur, à Quincy (Cher).

Masson, Jardinier, producteur de plantes médicinales, à Dun-sur-Auron.

Massonnat, rue de Crosses, à Bourges.

Motre, Producteur de plantes médicinales, à Dun-sur-Auron (Cher).

Naacke, Producteur de plantes médicinales, à Montbrison.

Niepceron, 6, place d'Issoudun, à Bourges.

Olivier, place du Fin Renard, à Bourges.

Paris, Ingénieur agronome, attaché aux Services Commerciaux du Chemin de fer P.-L.-M.

Porcher, délégué de la Maison Sossler et Dorat, 35, rue des Blancs Manteaux, à Paris.

Poumeyrol (de), Droguerie, Herboristerie en gros, 157, rue St-Clair, à Lyon.

Prothière, Président de la Société des Sciences naturelles, pharmacien, à Tarare (Rhône).

Prunet (Dr), Président du Comité d'Hygiène à la Préfecture du Cher, à Bourges.

Quenet, Producteur de plantes médicinales, à Dun-sur-Auron.

Ragonnet, Producteur de plantes médicinales, à Dun-sur-Auron (Cher).

Ricqlès (de), Distillateur, producteur d'alcool de menthe, 101, boulevard Victor Hugo, à St-Ouen (Seine).

Rionnet, à Vierzon (Cher).

Rochez, 99, boulevard de Montmorency, à Paris.

MM. Rousselet, Agent technique des Services Commerciaux du P.-O.
Six, 94, rue d'Auron, à Bourges.
Védrines, rue d'Auron, à Bourges.
Wagner, Pharmacien, à Boulogne-sur-Seine (Seine).

JOURNAUX REPRÉSENTÉS AU CONGRÈS.

La Dépêche du Berry, à Bourges.
Le Journal du Cher, 27, rue du Paradis, à Bourges

I

LE CONGRÈS.

MÉMOIRES ET COMPTES-RENDUS.

Le deuxième Congrès National de la culture des Plantes Médicinales s'est tenu le 18 juin 1922, dans la grande salle de la Chambre de Commerce de Bourges, sous la présidence de M. DUTEIL, ancien Pharmacien, Président du Comité régional des plantes médicinales du Cher. Une centaine de personnes ont assisté à cette réunion, au premier rang desquelles figuraient M. GIRAUD, Conseiller de Préfecture, représentant M. le Préfet du Cher ; M. le Député LAUDIER, Maire de Bourges ; M. MAUGER, Sénateur du Cher ; M. HERVET, Président de la Chambre de Commerce de Bourges, etc.....

En ouvrant la séance, M. DUTEIL tint, tout d'abord, à souhaiter la bienvenue aux personnalités, venues des différents points de la France, pour suivre les travaux du Congrès, et à remercier M. le Délégué du Préfet et MM. les parlementaires d'avoir bien voulu, en assistant à cette réunion, donner un nouveau témoignage de l'intérêt que le Gouvernement porte au développement de la production des Plantes Médicinales en France. Egalement, M. DUTEIL remercie la Chambre de Commerce de Bourges en la personne de son Président, M. HERVET, d'avoir aimablement mis sa grande salle à la disposition du Congrès, et enfin tous ceux qui lui ont assuré leur concours pour la réussite de celui-ci, en particulier, M. LETENEUR, Directeur des Services agricoles du Cher.

Puis, M. DUTEIL exposa comment il fut amené, sur le désir du Prof. PERROT, à prendre la présidence du Comité régional des plantes médicinales du Cher et quelle action ce Comité entreprit dans le Berry pour y rendre plus féconde la récolte des plantes médicinales. Il semble que cette action ait porté ses fruits, car depuis quelques années s'est créé, non loin de Bourges, à Dun-sur-Auron, un centre de culture de plantes médicinales.

M. Duteil rappelle quelle part importante revient, dans cette création, aux Services Commerciaux de la Cie de Paris-Orléans. Ceux-ci, sous la direction de M. Poher, apportèrent un précieux appui aux nouveaux venus dans la production des plantes médicinales, et M. Duteil se félicite que le Congrès ait décidé de tenir, cette année, ses assises à Bourges afin de pouvoir se rendre compte, sur place, des efforts tentés à Dun.

La visite de leurs champs, par les membres du Congrès, sera, pour les maraîchers de Dun, le meilleur des encouragements.

M. Duteil déclare alors ouvert le 2e Congrès National de la culture des plantes médicinales et passe la parole à M. le Prof. Perrot, auquel il cède la Présidence.

*
* *

M. le Prof. Perrot, Président du Comité Interministériel des Plantes Médicinales, prend la parole. Il remercie d'abord M. Duteil d'avoir bien voulu organiser, dans ses détails, le Congrès qui vient de s'ouvrir, ainsi que les Services Commerciaux de la Cie d'Orléans qui ont également participé, activement, à cette organisation. Puis, en quelques mots, M. Perrot expose les buts poursuivis par le Comité Interministériel des Plantes Médicinales et le fonctionnement de l'Office National des Matières Premières, organe d'exécution du Comité, subventionné par l'Etat et par les industriels intéressés.

Il s'agit, en résumé, de développer la production des plantes utilisées par la médecine et les industries de la distillerie et de la parfumerie. On ne rappellera jamais assez que nous étions, avant la guerre, tributaires de l'Etranger pour la plupart de ces plantes. Aussi, l'œuvre qui se propose de nous affranchir de cette tutelle est-elle éminemment nationale, et, à ce titre, tous ceux qui y ont apporté leur collaboration ont fait acte de patriotisme. A ces collaborateurs, M. Perrot tient à rendre publiquement hommage. Ce sont d'abord les industriels de la Droguerie et de la Parfumerie qui, généreusement, ont mis une somme importante à la disposition de l'Office national pour assurer son fonctionnement ; ce sont également les Présidents des Comités régionaux qui ont installé, dans toute la France, des centres d'action et de propagande qu'ils dirigent avec une compétence et un dévouement dignes de tous les éloges. Certaines Compagnies de chemins de fer ont, elles aussi, secondé les efforts du Comité Interministériel et M. Perrot se félicite de pouvoir remercier, devant tous, les Services Commerciaux du P.-O. qui, depuis plusieurs années, sur l'ensemble de leur réseau, témoignent d'une activité remarquable pour tout ce qui concerne la production des plantes médicinales. Nombreuses sont les occasions où, sur l'initiative de M. l'Ingénieur POUER, ils ont utilement servi la cause du Comité (Congrès de l'Anjou, Missions aux cultures de la région parisienne, expositions régionales, etc.....), et, cette fois encore, l'aide précieuse qu'ils viennent de lui apporter pour l'organisation du présent Congrès aura contribué, largement, au succès de celui-ci. Les Services Agricoles de la Cie des chemins de fer du P.-L.-M., sous la direction de M. l'Inspecteur Principal RAYBAUD ont, eux aussi, à plusieurs reprises, secondé les efforts du Comité et, de même que la Cie du P.-O., ils ont bien voulu faciliter le transport des Congressistes pour la visite aux cultures qui doit suivre le Congrès. En leur adressant ses remerciements, M. PERROT émet l'espoir que leur collaboration deviendra, dans l'avenir, de plus en plus effective.

Grâce à ces collaborations, l'Office National des Matières Premières voit sa tâche singulièrement facilitée et se sent à même d'atteindre les buts proposés. Certes, des obstacles parfois considérables se dressent sur son chemin, tels les tarifs élevés des transports qui grèvent, outre mesure, le prix de revient des plantes médicinales, telle aussi la difficulté de recruter la main-d'œuvre abondante, à bon marché, indispensable à la cueillette, telle, enfin, l'impossibilité d'établir à l'avance des prix de base, réclamés de tous côtés, et cela en raison même des fluctuations du marché dues à des causes qui nous échappent pour la plupart. D'ailleurs, un des principaux rôles de l'Office est précisément de chercher à résoudre ces difficultés ; les résultats tangibles qu'il a déjà obtenus prouvent qu'elles ne sont pas pour lui toutes insurmontables.

En terminant, M. PERROT dit quelques mots des diverses questions mises à l'ordre du jour du Congrès ; celle qui doit attirer davantage l'attention est relative au développement de la culture, en France, de la Menthe poivrée. Il s'agit d'arriver à produire une essence capable de rivaliser, par ses qualités, avec les essences de menthe étrangères les plus réputées. Un sérieux effort a déjà été entrepris dans cette voie, qui laisse espérer de bons résultats dans un avenir proche.

La parole est alors donnée à M. GODET, Président du Syndicat des Maraîchers de Dun-sur-Auron.

Historique des cultures de plantes médicinales
de Dun-sur-Auron.

(1916-1922).

La culture des plantes médicinales dans les marais de Dun-sur-Auron est une œuvre née pendant la grande guerre, grâce à l'heureuse initiative des Services Commerciaux de la Compagnie du Chemin de fer de Paris à Orléans, désireux de s'efforcer à répondre aux besoins de la droguerie française.

Celle-ci, avant la guerre, avait en effet recours pour une grande partie de ses approvisionnements aux produits allemands et autrichiens. La fermeture des frontières causa pendant les hostilités l'arrêt des importations de plantes médicinales et notre pays dut faire un gros effort pour se suffire à lui-même.

Les Pouvoirs Publics appelèrent aussitôt l'attention des producteurs agricoles sur l'intérêt national qu'il y aurait à intensifier la cueillette et à développer la culture des plantes médicinales.

Le Service Commercial de la Compagnie d'Orléans ne manqua pas de s'intéresser à la question, et dès 1915 il fit procéder à une enquête documentaire dans les principaux établissements s'occupant de cette culture, et fit rechercher les régions desservies par ses lignes où il y aurait un intérêt pratique et commercial à tenter des essais culturaux de plantes médicinales.

De l'enquête faite, il résulta que les plantes les plus intéressantes dont on devait préconiser la culture étaient la belladonne, le datura, la jusquiame, les plantes à glucosides, ainsi que la menthe et la camomille. M. Morin, herboriculteur à Milly, centre renommé de production de plantes médicinales, accordait son entière collaboration à la Compagnie d'Orléans en vue de lui faciliter des plantations nouvelles dans les régions de son réseau. Enfin, M. Poher, Ingénieur des Services Commerciaux, attirait l'attention de son Administration sur la possibilité de tenter des essais culturaux dans notre région de Dun-sur-Auron. Les plantes à glucosides, en effet, spécialement visées par la propagande entreprise exigent des terrains plutôt riches, un peu frais et humifères. Or, dans nos anciens marais, où la culture maraîchère s'était bien développée mais restait toutefois limitée à cause des difficultés de transport, plusieurs centaines d'hectares restaient encore en prairies, mal ou pas utilisées. Les difficultés de transport par route ou par voie ferrée qui gênaient les initiatives des maraîchers et l'intensification des cultures légumières n'avaient plus la même importance puisqu'il s'agissait non de produits périssables, mais de plantes devant être séchées avant leur expédition.

La Municipalité et le Syndicat des Jardiniers Maraîchers de Dun, saisis de ces projets, accordaient aussitôt leur entière collaboration à la Compagnie d'Orléans. Celle-ci, dans le courant de 1916, organisait une mission de spécialistes dans la culture des plantes médicinales, pour la visite des terres de nos marais. Dans son rapport, M. Morin, Secrétaire de cette mission, écrivait entre autres choses : « Les marais de Dun-sur-Auron sont équivalents comme terrains aux terres de Milly ; bien cultivés, ils se prêteraient fort bien à la culture des plantes médicinales. On pourrait en faire une exploitation colossale ».

C'est alors que la Compagnie d'Orléans décida la création d'une plantation d'essais, d'accord avec la Municipalité qui fournit une parcelle des terrains communaux et en assurera l'entretien.

La Compagnie d'Orléans envoya environ 500 plants de diverses variétés : belladonne, datura, valériane, menthe anglaise, qu'elle fournit gratuitement. Elle dirigea la plantation, et donna des conseils pour les soins que nécessitaient ces cultures nouvelles.

Malgré la plantation tardive (fin juin) et le choix du terrain, un des moins propices des marais, le résultat de ces essais fut très encourageant.

Aussi de nombreux maraîchers s'y intéressèrent-ils. Ils comprirent que cette nouvelle orientation de leurs efforts pouvait donner à leur région un essor économique important.

Le Syndicat des maraîchers répondit très vite à l'appel de ces encouragements venus de haut, et dès le printemps de 1917, adressa des demandes de graines et des plants pour tenter la culture à son compte.

Il est alors à signaler l'intérêt que nous porta aussitôt M. de Poumeyrol, qui entra pour une certaine part dans la première installation des cultures d'essais.

En dehors des conseils que pouvaient nous donner MM. Morin et de Poumeyrol, ainsi que les Inspecteurs des Services Commerciaux de la Compagnie d'Orléans, ceux-ci conçurent le projet de faire une mission des maraîchers de Dun en vue de nous donner une idée exacte d'une culture rationnelle de plantes médicinales et de nous faire visiter des établissements types, modèles du genre. Cette mission eut lieu au début de juillet et les maraîchers du Dun, accompagnés de M. Rabate, alors Directeur des Services agricoles du Cher et de l'Adjoint au Maire de Dun, représentant officiel de la Municipalité, se rendirent à Milly, dans les cultures de M. Morin. Une étude intéressante de M. Rabat, Secrétaire de la Mission, notait dans un tract que la Compagnie d'Orléans répandit gracieusement dans notre région, des détails instructifs sur la culture, la récolte, le séchage, l'emballage et le rendement de la belladonne, de la jusquiame et du datura. Les Membres du Syndicat des maraîchers de Dun furent convaincus qu'ils pourraient réellement obtenir des résultats pratiques très intéressants et développer leurs premiers essais. En 1917, les cultures commencèrent à couvrir un hectare et la récolte s'éleva à 50 kg. de jusquiame, 200 kg. de belladonne, 300 kg. de datura, 420 kg. de pensée sauvage, 550 kg. de menthe.

A défaut de séchoir, les premières feuilles de belladonne furent étendues dans le grenier de la Mairie.

Le premier pas était fait, il n'y avait qu'à poursuivre vigoureusement l'effort. Des initiatives nouvelles s'ajoutaient aux promoteurs de la première heure.

C'est pour l'instruction de ces herboriculteurs qu'une nouvelle mission de visite de cultures de plantes médicinales fut envisagée par la Compagnie d'Orléans, en 1918. Cette mission, présidée par M. Bertrand, Professeur à la Faculté des Sciences de Paris, groupait dans son même désir d'études, avec quelques Membres du Comité des Plantes Médicinales, les maraîchers de Dun et certains maraîchers des régions du Sud-Ouest. La visite des cultures et des installations de la maison Boulanger-Dausse, à la ferme de Vintré, près d'Etrechy, et celle des cultures de M. Morin-Barral, à Milly, finirent de renseigner pratiquement les maraîchers de Dun-sur-Auron, sur la conduite des cultures, sur le séchage et la conservation des plantes, principalement sur la cueillette des feuilles de belladonne et sur la préparation des feuilles mondées.

Cette mission eut un résultat pratique intéressant, puisque un certain nombre de nos maraîchers, sans abandonner leurs cultures de légumes, défrichèrent de nouveaux lots de marais desséchés pour entreprendre la culture du datura, de la belladonne, de la jusquiame et de la pensée sauvage.

Plusieurs milliers de plants de belladonne furent plantés et de nombreux essais furent effectués.

Les récoltes de 1918 furent très satisfaisantes. Le Syndicat des maraîchers de Dun récolta environ 1.000 kgs de menthe poivrée, 450 kgs de pensée sauvage, 200 kg. de belladonne mondée et 150 kg. de jusquiame dont la dessiccation s'était faite à l'air libre dans des greniers d'une façon malheureusement trop primitive et empirique.

La production des plantes médicinales prenait une extension de plus en plus grande, non seulement dans notre région de Dun, comme ces chiffres le font ressortir, mais en Anjou, dans le Massif Central, dans le Sud-Est, sous l'influence d'une propagande active due au Comité Interministériel des Plantes Médicinales, aux Services Commerciaux de la Cie P.-O., au Syndicat des droguistes et des pharmaciens.

Il devenait nécessaire de mettre en rapport producteurs et commerçants. Il devenait également indispensable de mettre au point certaines questions de cultures et d'industrialisation, comme les besoins chimiques et le séchage des plantes médicinales. C'est au Comité Interministériel et à la Compagnie d'Orléans que revient une fois de plus l'honneur d'avoir compris ces besoins nationaux et d'avoir organisé le Premier Congrès des Plantes Médicinales, à Angers, les 27 et 28 juillet 1919. Si les questions traitées intéressèrent particulièrement la région de l'Anjou, et la culture spéciale de la camomille, tous nos producteurs de Dun furent invités ; ils participèrent aux travaux et en retirèrent des instructions intéressantes.

En 1919-1920, la culture s'étend encore. Elle couvre 2 hectares en 1918, 3 en 1919, 5 en 1920.

En 1919, l'apparition de la culture de la menthe est à signaler. 3.000 boutures ont donné une récolte sèche d'environ 100 kg.

En 1921, la culture de la menthe couvre environ 7 à 8 ares.

En 1920, la pensée sauvage, fut mal ou pas vendue, aussi sa culture fut-elle abandonnée en 1921. Le souci officinal par contre donna toute satisfaction et le kilogr. se vendit entre 6 francs et 6 fr. 50.

Les récoltes furent approximativement les suivantes : 300 kg. de souci, 400 kg. de jusquiame, 500 kg. de belladonne, 1.000 kg. de datura, 2.000 kg. de menthe, 2.000 kg. de pensée.

D'une façon générale, les plantes médicinales pourraient être faites sur une plus grande étendue ; mais leur extension est assez lente parce que d'une part nous craignons toujours la mévente et que d'autre part nous ne pouvons prévoir la plante qui nous sera le plus demandée.

Néanmoins, les récoltes de 1921 furent encore supérieures à celles de 1920, et, à l'heure actuelle, nous avons environ 6 hectares de terres cultivées en plantes médicinales.

Je ne voudrais pas terminer ce compte-rendu uniquement historique sans signaler l'aide qui nous fut apportée par M. le Directeur des Services agricoles dont l'action auprès de l'Office agricole nous valut une subvention importante, et par M. le Président du Comité des Plantes Médicinales du Cher dont l'intervention fut toujours bienfaisante pour nous aider à écouler nos produits récoltés.

Cette année, le choix par le Comité Interministériel et la Compagnie d'Orléans de la Ville de Bourges pour les assises du Deuxième Congrès National des Plantes Médicinales nous parait être la reconnaissance officielle de nos efforts et un encouragement à persévérer dans la voie où nous sommes entrés.

GODET,

Président du Syndicat
des Jardiniers-Maraîchers
de la région de Dun-sur-Auron.

****

La parole est alors donnée à M. le Docteur J. CHEVALIER, ancien chef de Laboratoire à la Faculté de Pharmacie de Paris, spécialiste réputé de la culture des plantes médicinales.

Les besoins chimiques des plantes médicinales.

En 1909, au Congrès international de Chimie appliquée de Londres, il avait été question d'une entente internationale pour l'étude systématique de la variation des principes actifs des plantes médicinales suivant le climat, le terrain, les conditions de culture et le mode de récolte ; un certain nombre de faits furent produits, qui montrèrent nettement l'influence de la culture sur l'amélioration des produits de la droguerie, mais aucune décision ne fut prise, aucun programme d'étude ne fut sérieusement discuté et le seul résultat pratique obtenu fut l'élaboration par les Etats-Unis de teneurs minima en principes actifs pour l'introduction et la vente dans ce pays d'un certain nombre de plantes médicinales importées.

C'est cependant à partir de cette époque que la culture des plantes médicinales prit un certain essor et que l'on vit apparaître des travaux scientifiques sur la question.

En 1910, nous avons l'un des premiers attiré l'attention sur la possibilité d'améliorer la teneur en principes actifs des Solanées par l'emploi d'engrais et depuis de nombreuses communications françaises et étrangères ont précisé certaines conditions de cultures, mais ont surtout donné des résultats analytiques sur des plantes cultivées dans les différents pays. Malheureusement, ces essais divers de culture furent isolés et sans lien entre eux ; ils fournissent des résultats généraux, mais ne permettent, à de rares exceptions près, d'en tirer des déductions certaines pour la culture rationnelle des différentes plantes médicinales qu'il serait intéressant de cultiver en grand et dont l'activité médicamenteuse est due à des principes toxiques qu'il est indispensable de doser pour l'emploi.

La guerre, en forçant les diverses nations à vivre sur les produits mêmes de leur territoire, modifiant profondément les conditions de la vie, et les relations internationales, a considérablement influencé l'extension de la culture des plantes médicinales ; dans tous les pays des organismes se sont créés analogue à notre Comité des plantes médicinales et c'est grâce à eux que maintenant, il faut l'espérer, on arrivera à donner bientôt pour chaque plante les caractéristiques biologiques qui doivent déterminer les règles de sa culture rationnelle.

En effet l'obtention de chaque drogue doit faire l'objet d'une étude particulière basée sur la biologie de la plante qui la fournit : la croissance normale des plantes est conditionnée par une série de conditions qui doivent toutes coexister : un climat approprié, l'ensoleillement, une certaine quantité d'humidité sont aussi indispensables que les qualités physiques et chimiques du sol : mais c'est surtout sur ces dernières que le cultivateur peut le plus facilement agir et c'est surtout pour cette raison qu'il est intéressant au premier chef de connaître les besoins chimiques des plantes.

La plante vit par sa racine ; il faut donc que le sol sur lequel elle pousse possède des propriétés physiques en rapport avec son système radiculaire particulier. Cette considération est trop souvent méconnue : elle est cependant capitale, car l'aptitude d'une plante à tirer parti du sol est proportionnelle à la production, au développement de ses racines.

La question de la composition chimique des sols est cependant encore bien plus importante à considérer pour la culture des plantes médicinales ; car non-seulement comme toutes les plantes elles ont des besoins alimentaires, mais un certain nombre d'entre elles ne sont point indifférentes ou presque comme les plantes de grande culture, certaines dépérissent invariablement, comme l'hydrastis, dans les terrains où la matière calcaire domine : d'autres succombent si elle y est en trop faible proportion ; d'autres plantes encore ne vivent que dans des terrains nettement siliceux.

En conséquence, en raison de la composition minéralogique des différents terrains, on ne peut faire partout la culture d'une plante pour la droguerie, et, dans une région déterminée, on ne pourra cultiver avantageusement qu'un certain nombre d'espèces.

La plante est un transformateur de matières minérales en matières vivantes : elle peut cependant vivre et croître dans des conditions défavorables d'assimilation, mais elle ne forme synthétiquement en quantité normale ses réserves, ses alcaloïdes, ses glucosides, ses essences que lorsqu'elle vit dans des conditions normales. Ce qui conditionne la vitalité, l'état de santé de la plante c'est comme pour l'animal sa « minéralisation ».

Malheureusement, nous connaissons encore très mal la minéralisation des plantes médicinales qui sont actuellement cultivées ; seule l'analyse méthodique des cendres du végétal peut permettre de se rendre compte de ses besoins et de ce que la récolte enlève à la terre et par conséquent de ce qu'il faudra lui restituer par un apport d'engrais.

Non-seulement les dominantes minérales des cendres des végétaux sont intéressantes et indispensables, mais les éléments miné-

raux qui n'existent qu'en faibles proportions doivent être soigneusement notés, et l'analyse spectographique des cendres rendra de
grands services. C'est ainsi que l'on a signalé la présence dans la
belladone de petites quantités ou même de traces de cuivre, de
fer, de lithium, de bore. d'alumine, que dans d'autres, comme la
digitale, l'aunée, le colchique, on trouve du manganèse. Ces divers
corps paraissent agir comme de véritables excitants de la végétation de ces plantes : elles les recherchent et leur pouvoir d'assimilation est tel que leurs racines sont de véritables concentra-
teurs de ces métaux à tel point qu'on les retrouve nettement dans
les tissus végétaux ayant poussé dans des terrains où il est pratiquement impossible de les déceler. Il est donc intéressant de leur
fournir ces substances. si elles ne se trouvent naturellement dans
sol.

Si, pour les plantes de grande culture comme les céréales, nous
sommes bien fixés sur la minéralisation de leurs différents organes
et par conséquent sur leurs besoins absolus d'éléments nutritifs, il
n'en est pas de même pour les plantes médicinales. Il n'existe, en
effet, qu'un petit nombre d'analyses qui le plus souvent ne con-
cernent qu'une partie de la plante, d'ordinaire, celle utilisée en
droguerie, et en aucun cas, à ma connaissance, nous n'avons de
données certaines sur la marche de l'absorption des divers éléments
minéraux aux différentes périodes de la végétation.

Dans la plupart des cas, on a publié des résultats correspondant
à des plantes ou à des parties de plantes bien plus pour essayer de
dépister des falsifications que pour en tirer des déductions sur la
biologie végétale. C'est ainsi qu'en 1914 Judd. LEWIS avait attiré
l'attention de la Société de Pharmacie de Londres sur la présence
de traces de métaux dans des teintures homéopathiques, et un
certain nombre de pharmacopées étrangères indiquent une teneur
maximum en cendres pour un certain nombre de drogues.

I. WILLBERT a recueilli pour un certain nombre de drogues les
teneurs en cendres maxima et minima qu'il a trouvé dans les
divers travaux ; je vous en citerai quelques-unes :

Belladone feuille...........	2,35 — 23,5 %	Ph. U·S. 20 %
— racines..........	6.07 — 7,84	7
Jusquiame...............	17,39 — 31,54	30
Datura Stramonium..... ..	5,08 — 21,16	20
Digitale...............	4,60 — 18,50	10
Valériane............	6,86 — 32,73	20

En présence des écarts que vous pouvez constater, il est évident
que l'on ne peut tirer aucune déduction de l'examen de ces chif-

fres, d'autant que le plus souvent il n'est pas fait mention de la valeur thérapeutique du produit

Cependant un certain nombre d'analyses quantitatives de cendres de plantes ont été faites, qui peuvent fournir des renseignements mais non toutes les précisions qui seraient nécessaires en pareille matière, et j'estime qu'il serait indispensable que cette étude systématique de la minéralisation des plantes fut reprise pour les principales espèces de plantes médicinales que nous pouvons cultiver.

Charabot avait vu toute l'importance de cette question pour la production des essences et c'est grâce à lui que nous avons des données certaines sur la biologie et la nutrition des plantes à essences,des Labiées et de la Menthe en particulier. Il a le premier fait l'estimation des besoins de ces végétaux et examiné l'influence des divers engrais sur la production de l'essence et le mécanisme de son éthérification,

Je vous donne ici à titre d'indication quelques analyses de cendres de Digitale et de Solanées pour vous faire comprendre l'intérêt et la nécessité de ces recherches.

Cendres de feuilles de plantes médicinales.

	Cendres o/o		Pour cent de Cendres							
	Cendres o/o	Potasse	Soude	Chaux	Magnésie	Fer	Acide phosphor.	Acide sulfurique	Silice	Chlore
Belladone ..	2,50	31,40	17,55	15,45	6,50	0,27	7,90	6,90	5,72	9,10
	10,80	20,70	6,05	32,05	15,75	0,60	5,20	5,90	5,90	8,80
Jusquiame..	23,50	22,00	7,35	25,10	17,30	0,40	8,30	5,20	4,30	9,20
Datura......	19,35	18,80	12,30	35,75	5,25	0,30	8,20	6,70	3,20	8,50
Digitale	10,90	43,55	8,50	15,70	6,50	2,15	3,90	3,95	12,75	3,50
Tabac Grandeau	22,80	12,94	2,14	51,75	5,77	4,01	7,87	7,75	5,45	1,40
Tabac Fesca..	18,80	43,61	1,16	23,00	4,85	0,72	7,20	7,50	2,50	11,90

Vous constaterez que les deux analyses de belladone et celles de tabac présentent entre elles des différences centésimales assez importantes, et malheureusement rien ne permet de vous les expliquer.

Pour la Belladone, les plantes avaient poussé la première à Milly, la seconde à Houdan ; toutes deux présentaient une teneur normale en alcaloïdes. Pour le tabac, l'analyse de GRANDEAU était celle d'un tabac ayant poussé dans l'Est en terrain silico-calcaire ; celle de FESCA, d'un tabac allemand ayant crû en terrain tourbeux fortement amendé.

Ces analyses montrent cependant qu'il faut fournir à ces plantes une quantité relativement importante de chaux, de potasse, de magnésie, d'acide phosphorique, nécessaires à la minéralisation de leurs tissus.

L'exagération des amendements en quantité ne sert à rien et constitue un gaspillage. CHARABOT et HÉBERT, puis HÉBERT et TRUFFAUT ont, en effet, montré que des plantes cultivées, en terre normale, c'est-à-dire contenant une quantité suffisante des divers éléments minéraux, et cultivées dans cette même terre additionnée d'engrais réclamés par leur composition, ne donnaient pas de modifications sensibles de leur minéralisation centésimale. On constatait que leur assimilation n'avait pas été modifiée au point de vue relatif, mais avait considérablement augmenté au point de vue absolu.

En conséquence, il faut donc savoir ce dont la plante a besoin et lui donner largement mais non d'une façon exagérée.

On sait que le rôle des engrais est prépondérant dans la culture du tabac ; on a toujours tendance à exagérer et A.-Ch. GIRARD et ROUSSEAU ont montré que certains cultivateurs employaient des excédents de plusieurs centaines de kilos par hectare de potasse, d'acide phosphorique et même d'azote sans résultats appréciables et même avec des inconvénients.

De même L. BELLE a montré à la suite des travaux de CHARABOT, que les cultivateurs du Midi gaspillaient sans avantage les tourteaux de sézame qu'ils épandaient dans leurs champs de menthe en beaucoup trop grande quantité, alors qu'ils manquaient de potasse. Ils perdaient l'azote et n'avaient qu'une récolte proportionnelle à la potasse.

Il est difficile, à l'heure actuelle, d'expliquer les différences de minéralisation d'une même plante suivant les terrains et les climats, de même que les différences de teneur en alcaloïdes ou en glucosides suivant les races ou les variétés d'une même plante, aussi faut-il avouer que nous connaissons bien imparfaitement la biologie végétale, la formation et même la signification biologique de ces substances. En définitive, nous avions simplement constaté que lorsqu'une plante qui normalement fabrique un alcaloïde, trouve en abondance de l'azote assimilable, un ensemble de sels minéraux convenables et des conditions climatiques satisfaisantes lui permettant de croître avec luxuriance, elle fabrique en plus grande abondance ces substances qui sont intimement liées à son métabolisme cellulaire.

Mais nous ne connaissons que des faits isolés et nous sommes encore probablement pour longtemps dans l'impossibilité de les relier entre eux. Nous savons, par exemple, que les tabacs de Hongrie (Toth) ne contiennent pas ou seulement des traces de nicotine alors que les tabacs français titrent de 1,50 à 2,90 $^0/_0$ d'alcaloïdes et ceux de Virginie de 3 à 5,10 $^0/_0$; leur minéralisation centésimale n'est pas la même, mais l'étude des différences constatées ne permet pas d'en tirer des conclusions en ce qui concerne la formation de l'alcaloïde, pas plus que les conditions climatiques.

Il nous faut donc faire état de questions de races, de variétés pour les plantes médicinales comme pour les plantes de grande culture, avec prédilection pour tel ou tel terrain et climat En conséquence, il ne suffit pas de nourrir suffisamment les plantes, il faut les sélectionner pour ne cultiver que des races riches en principes actifs.

C'est ce à quoi sont arrivés les Américains : Sievers et Koch en particulier se sont attachés à cette question en ce qui concerne les Solanées et sont arrivés à des résultats.

Dans certains cas, on arrivera à des variétés : c'est ainsi que E.-L. Newcomb et M.-H. Haynes sont parvenus à cultiver un *Hyoscyamus « pallidus »* qui leur a donné 0,130 $^0/_0$ d'alcaloïdes au lieu de 0,065 que réclame la Pharmacopée des Etats-Unis.

Pour obtenir ces résultats, il faut au cultivateur le concours des scientifiques : les Américains ont chez eux le Bureau of Plant Industry à la tête duquel se trouve Stockberger ; nous, nous avons l'Office des Plantes Médicinales ; avec le Professeur Perrot et ses collaborateurs, nul doute que d'ici peu d'années ces questions ne soient résolues aussi chez nous.

Pour toute une série de cultures de plantes médicinales la France est privilégiée : nous avons un sol varié, d'ordinaire riche et un paysan qui sait cultiver et qui ne craint pas sa peine ; nous avons en outre un climat tempéré avec une chaleur et une luminosité très satisfaisante pour la bonne évolution des plantes. Il ne faut pas oublier, en effet, que chaleur et éclairement sont les gros facteurs de production des alcaloïdes, des glucosides et des essences. Il y a déjà longtemps qu'avec Burmann nous avons montré le rapport qui existait entre les années chaudes et ensoleillées et l'augmentation de la teneur des plantes cultivées ou non en principes actifs et cette notion a été confirmée partout.

La question de la culture et des besoins des plantes médicinales est donc fort complexe ; pour obtenir une drogue active, bien des facteurs entrent en jeu et certains ne dépendent pas du cultivateur ;

mais ce dernier peut toujours et doit s'efforcer de sélectionner les races, les cultiver soigneusement et les nourrir abondamment, sans excès.

La biologie de chaque plante demanderait à être étudiée en particulier ; c'est un travail de longues années ; pour l'instant, je me bornerai à vous exposer ce que nous savons de la culture des solanées, de la digitale et des plantes à essences.

Solanées

En 1910, je faisais ma première communication sur l'influence de la culture sur les Solanées médicinales et en particulier sur la belladone.

Les résultats allaient à l'encontre des idées classiques ; cependant elles furent confirmées par les expérimentateurs qui suivirent et actuellement ils sont complètement admis : on améliore la qualité des plantes médicinales en les cultivant rationnellement.

J'avais surtout montré que par l'emploi des fumures azotées : fumier de ferme et nitrate de soude, on pouvait doubler la teneur en alcaloïdes de ces plantes et que les engrais potassique et phosphorique employés seuls produisaient peu d'effet.

J'ai été attaqué sur ce dernier point et Vreven et Schreiber puis plus tard Béausite, dans sa thèse inspirée par Goris, ont prétendu que ces engrais amélioraient également le rendement. Les premiers, opérant sur des belladones en pots ont montré qu'il fallait ajouter à une terre pauvre en acide phosphorique et faible en azote et en potasse une certaine quantité de ces divers éléments pour obtenir une récolte convenable.

On n'a oublié qu'une chose, c'est de lire attentivement le protocole de mon expérience en champ : la terre sur laquelle j'avais cultivé était largement pourvue de potasse assimilable et d'acide phosphorique et un excès ajouté ne produisit que peu d'effet.

Pour les plantes de culture industrielle, on a généralement tendance à exagérer les fumures et c'est ainsi que, pour la culture du tabac qui se rapproche beaucoup de celle de la belladone, MM. Ch. Girard et Rousseau ont montré que souvent on avait employé des excédents d'engrais et qu'il y avait alors une mauvaise utilisation de la fumure. Il faut donner à la plante ce qui lui est nécessaire mais sans exagération, surtout au point de vue minéral.

Il faut donc, pour se rendre compte, faire l'état des besoins de la belladone : avec 50.000 plants à l'hectare, en année moyenne, on coupe de 13.000 à 17.000 kilos de plantes fraîches, qui fournissent 5.500 à 7.000 kilos de feuilles, qui donnent 950 à 1.200 kilos de feuilles sèches. On peut récolter jusqu'à 1.500 kgr. à l'hectare, mais c'est une très grosse récolte et il faut que l'année s'y prête, avec des alternatives de chaleur et de pluie se prolongeant tard dans l'automne.

En tablant sur 17.000 kilos de tiges et feuilles à 3 $^0/_0$ d'azote cela donne 90 kilos 800 d'azote, et à 15 $^0/_0$ de minéralisation, 560 kilos de cendres.

Si nous nous rapportons à l'analyse des cendres que j'ai donnée plus haut, on voit que la récolte enlève en chiffres ronds :

150 kgr. de potasse,

150 kgr. de chaux,

75 kgr. de magnésie,

40 kgr. d'acide phosphorique,

qu'il faudra que la plante ait trouvés dans le sol à l'état assimilable, car la végétation de la plante est très rapide et se fait en moins de trois mois.

L'azote sera fourni d'abord par l'apport de fumier de ferme et le complément par du nitrate de soude au moment de la végétation.

J'ai employé le fumier de ferme à 0,60 $^0/_0$ d'azote en moyenne à la dose de 20.000 à 30.000 kgr. à l'hectare suivant les terres et également, lorsque je le pouvais, de la gadoue de Paris triée.

La belladone était faite à la suite d'une céréale, afin d'avoir le temps de bien préparer la terre. L'épandage du fumier doit être fait vers la fin de l'hiver après la période des grandes pluies ; on évite ainsi les pertes en azote et cependant les éléments du fumier ont le temps de se décomposer suffisamment. L'épandage au printemps est mauvais, car l'introduction dans le sol d'une forte masse pailleuse soulève le sol, fait des terres creuses qui se dessèchent rapidement, et facilite la propagation du ver gris. Pour une plante repiquée, comme la belladone, qui a besoin de trouver rapidement l'eau et les aliments nécessaires, la question de la préparation du sol est capitale.

L'engrais azoté complémentaire est épandu, s'il y a lieu, la première année, au moment du binage. La seconde année, je fais un épandage d'engrais phospho-azoté et de potasse s'il y a lieu, avant la sortie des premières pousses, avant de passer la bineuse à cheval pour nettoyer et un second épandage de nitrate de soude et de potasse au moment du binage, à la reprise de la végétation de la plante.

Comme engrais potassique et phosphorique, il faudra employer la kaïnite et le superphosphate qui seront épandus en quantité suffisante, suivant les terres, en même temps que le fumier.

Etant donné la présence dans la belladone d'une quantité importante de magnésie, j'estime qu'il faut se rendre compte si le sol en renferme une quantité suffisante ; sinon, il faut épandre de la chaux magnésienne ou un engrais magnésien.

Goris a attiré l'attention sur l'importance de la silice ; je crois qu'il a eu raison. Je n'ai jamais eu à m'en occuper.

J'ai essayé le sulfate de manganèse et les engrais radio-actifs ; mais je n'ai pu me faire une opinion sur leur activité réelle.

Ces données sont confirmées en Angleterre par Fr. CARR, qui dans son travail dit : « Le poids total de la plante est considérablement augmenté par l'emploi d'un engrais riche en azote comme le fumier de ferme ou un mélange de nitrate de soude, de scories et de kaïnite lorsque le sol n'est pas très riche. Dans chaque cas, le pourcentage de l'alcaloide a été supérieur à celui des plantes sauvages, ce qui prouve bien que la culture a été avantageuse pour la plante. »

En Amérique également, MILLER, KRAMER, SIEVERS ont obtenu des résultats analogues ; actuellement la culture des solanées se fait sur une grande échelle et les Etats-Unis réclament pour l'introduction de la belladone un titre en alcaloïdes de $0,4\ ^0/_0$.

Je pourrais vous répéter pour la jusquiame et pour le datura à peu près la même chose

Les recherches sur la jusquiame ont été surtout effectuées aux Etats-Unis par G. KOCH, NEWCOMB et STOCKBERGER.

J'avais pu obtenir, à Houdan, en 1909, $0,286\ ^0/_0$ d'alcaloïdes.

Geo KOCH a obtenu des jusquiames qui titraient de $0,073$ à $0,102\ ^0/_0$ d'alcaloïdes en employant une forte fumure azotée mixte associée à la chaux, l'acide phosphorique, la potasse et la magnésie.

Les Etats-Unis demandent pour les feuilles de cette plante un titre de $0,065\ ^0/_0$ d'alcaloïdes.

De même, pour le Datura Stramonium, les essais de CARR et ceux de KOCH ont permis d'obtenir des feuilles titrant de $0,328$ à $0,596\ ^0/_0$ d'alcaloïdes, j'ai obtenu $0,380$ d'alcaloïdes totaux pour 100 de feuilles sèches : les Etats-Unis demandent actuellement pour cette drogue une teneur de $0,23\ ^0/_0$ en alcaloïdes.

MITLACHER et R. WASICKY ont spécialement étudié la culture de cette plante et ils ont obtenu de bonnes récoltes dans un sol amandé de façon à présenter la composition suivante :

Azote, $0,22\ ^0/_0$, potasse, $0,47\ ^0/_0$, chaux, $7,90\ ^0/_0$, acide phosphorique, $0,14\ ^0/_0$. Ils récoltèrent des feuilles qui titraient de $0,321$ à $0,397\ ^0/_0$ d'alcaloïdes.

Il faut se souvenir que le Datura fatigue plus rapidement la terre que les autres solanées, car les récoltes qu'il fournit sont plus considérables, surtout en raison des graines que l'on laisse venir d'ordinaire à maturité et dont les cendres renferment 34,50 °/₀ d'acide phosphorique et 17 °/₀ de magnésie.

Cette plante, qui est d'une culture beaucoup plus facile que celle de la belladone, puisqu'on peut semer en place, plus tard dans la saison, et qu'elle est très rustique, ne doit pas être cultivée pendant plusieurs années sur les mêmes terres ; car elle est facilement atteinte par des maladies parasitaires et en particulier par la pourriture du collet contre laquelle on ne connaît actuellement pas de remède. Les Américains recommandent la stérilisation de la terre et Koch pour les parasites des feuilles de belladone et de jusquiame emploie des pulvérisations d'arséniate de plomb, mais le plus sûr moyen de les éviter est de varier les cultures sinon chaque année du moins tous les 2 ans.

Digitale.

Etant donné le renom justifié de notre Digitale des Vosges qui est universellement connue, je voudrais examiner la question de la culture de cette plante.

Pour nous Français, j'estimais jusqu'ici, qu'étant donné les peuplements naturels importants que nous possédons dans les Vosges, il serait plus rationnel et plus avantageux de les aménager, de les desherber et même de leur fournir une certaine quantité d'engrais pour assurer leurs besoins, puisque ce serait une culture qui resterait en place.

Cependant, il y a déjà longtemps, avec mon regretté ami Delaunay, nous avions fait quelques essais de culture en terrain siliceux, mais je dois dire que nous avons échoué ; des essais sont actuellement repris dans diverses régions sous le contrôle de l'Office National des Matières premières.

A l'étranger, les essais de culture faits en 1910-1912 par Mitlacher ne lui ont pas donné de résultats satisfaisants.

Holm, en Angleterre, signale des cultures ayant fourni des produits actifs, mais il ne donne que peu de détails et indique seulement que la plantation doit être faite en terrain non calcaire et qu'une fumure fraîche est défavorable à l'activité de la plante.

Aux Etats-Unis. Newcomb à Minneapolis a cultivé la digitale sur terrain meuble sablonneux auquel on incorpora de la tourbe sèche et décomposée. Les plantes furent de belle venue et fournirent une moyenne de 400 gr. de feuilles fraîches par pied. Dans un travail ultérieur avec Rogers, il donne des indications sur l'activité de la poudre qui fut faite avec ces feuilles. Leur activité était très satisfaisante.

Geo. Koch et Russel Butler ont fait des études systématiques en pots et sur sol et ils ont reconnu que les meilleurs résultats étaient obtenus avec 0,5 % de carbonate de chaux ; 0,2 % de phosphate monocalcique ; 0,3 % de sulfate de potasse ; 0,3 % d'azotate de soude ; 0,5 % de sulfate de magnésie.

Ils ont également essayé le sulfate de manganèse et celui de fer à la dose de 0,075 % : le premier seul a donné une augmentation de récolte.

Si on se reporte à l'analyse que j'ai donné plus haut et qui concerne une digitale des Vosges, provenant du laboratoire Nativelle, on verra que l'amendement proposé est rationnel.

Les auteurs insistent spécialement sur la nécessité de la présence du phosphate de chaux. Le nitrate de soude est l'engrais dont l'action est la plus visible.

Ils ont obtenu une augmentation de récolte de 17 % et leur digitale était active.

Newwcomb et Borneman ont attiré l'attention, à la suite de Kraemer, sur des digitales riches en poils glandulaires et ils se proposent de les étudier pour rechercher si leur teneur en principes actifs était plus considérable.

Les divers auteurs confirment le fait, bien connu, que la digitale qui a poussé en terrain calcaire, présente toujours une activité moindre que celle qui a poussé en terrain acide.

Comme pour les plantes à alcaloïdes, les plantes à glucosides sont plus ou moins riches suivant les années et leur activité s'accroît avec les années chaudes et ensoleillées et diminue pendant les années pluvieuses et froides.

Plantes à essences.

Les plantes à essences de nos régions dont le débouché est le plus considérable et dont la culture est la plus répandue appartiennent à la famille des Labiées et à celle des Ombellifères.

Parmi elles, c'est la Menthe poivrée qui tient le premier rang et c'est également celle sur la culture de laquelle nous avons le plus de renseignements précis.

C'est surtout grâce aux travaux de Charabot et de ses collaborateurs Hebert et Laloue, que nous connaissons actuellement les besoins chimiques de cette plante et l'influence du sol sur le travail chimique qui s'opère dans son organisme et détermine la .

formation de l'essence et l'éthérification ou l'oxydation plus ou moins prononcée de l'alcool (menthol) qu'elle renferme.

CHARABOT et HÉBERT ont expérimenté en arrosant leurs cultures de Menthe, effectuées sur un sol normal, connu, de solutions de divers sels minéraux : chlorures alcalins, sulfates alcalins, sels ammoniacaux, nitrates alcalins, phosphate disodique.

Ils ont constaté que sous l'influence des sels de potassium et des nitrates, il y avait une augmentation considérable des récoltes tant en plantes fraîches qu'en essence produite.

D'autre part, pour l'essence elle-même, ils ont vu qu'en général l'addition de sels minéraux pendant la végétation favorisait l'éthérification du menthol et diminuait son oxydation, c'est-à-dire la production de menthone, en un mot améliorait la qualité de l'essence.

Ils ont constaté, en outre, que pendant l'évolution de la plante, il y avait surtout une augmentation de la matière organique et que la minéralisation changeait peu.

Leurs analyses, à ce point de vue, montrent que la Menthe renferme, pendant sa végétation, $0{,}25 \%$ d'azote — $0{,}146 \%$ d'acide phosphorique et $0{,}794 \%$ de potasse.

En conséquence, une récolte de 30.000 kilog. à l'hectare, que l'on obtient dans le Midi, en bonne année, enlève au sol 73 kg ,5 d'azote, 43 kg.,8 d'acide phosphorique et 238 kg.,2 de potasse qu'il faudra donc lui fournir.

Les travaux de CHARABOT eurent une certaine répercussion sur la culture de cette plante, et, peu après leur publication, L. BELLE montrait que les paysans des Alpes-Maritimes qui cultivaient la Menthe, employaient des quantités exagérées de tourteaux de sésame comme engrais (5.000 à 6.000 kilog. à l'hectare), fournissant des quantités d'azote qui étaient perdues alors que la quantité de potasse était totalement insuffisante.

6 000 kilog. de tourteau donnent 360 kilog. d'azote, 120 kilog. d'acide phosphorique et seulement 60 kilog. de potasse.

L. BELLE recommandait en raison de la croissance rapide et des besoins nutritifs considérables de la Menthe, les engrais suivants pour des sols normaux :

Fumier, 20.000 kilog. ; nitrate, 300 kilog. ; superphosphate, 400 kilog. ; sulfate de potasse, 500 kil.

Ou tourteaux de sésame, 1.500 kilog. ; nitrate, 300 kilog.; superphosphate, 400 kilog. et sulfate de potasse, 500 kilog.

On répand le superphosphate et le sulfate de potasse en même temps que le fumier ou le tourteau. Le nitrate se donne en deux fois, les deux tiers lors de la plantation en fin février ou commencement de mars et un tiers vers le milieu de mai.

On a préconisé l'emploi au lieu de nitrate, du sulfate d'ammoniaque à dose équivalente ; il n'y a pas d'avantage.

Depuis cette remarquable étude, bien des auteurs ont repris cette question, en particulier MITLACHER et PATER BELA, en Hongrie, UMNEY, en Angleterre, RABAT FRANK, du Bureau of Plant Industry, aux Etats-Unis ; ils ont, en fait, confirmé tous les dires de CHARABOT sans le connaître ou le citer ; ils insistent toujours sur l'emploi d'amendements azotés, potassiques et phosphoriques sur un sol léger sableux ou sablo-argileux plus ou moins irrigué, mais perméable. Ils discutent sur les origines de *Mentha piperita*, sur ses variétés, sur ses hybrides ou ses formes de dégénérescence avec retour ou non au type *aquatica* et sur la constitution de l'essence suivant les divers types et les divers climats, mais ils ne nous apprennent, en réalité, rien de nouveau, car nous savions que la formation de l'essence est intimement liée à la fonction chlorophyllienne et à l'exagération de cette fonction par les conditions climatiques favorables ou par l'action des sels minéraux qui agissent dans le même sens, détermine une augmentation de l'essence et que, d'autre part, tous les phénomènes qui favorisent la déshydratation comme la chaleur ou les nitrates, par augmentation de transpiration, favorisent l'éthérification des alcools et par conséquent améliorent la qualité de l'essence.

Nous avons obtenu, à Houdan, avec des plantes type Mitcham, une essence fine qui analysée par TASSILLY avait donné : $0°$ à $20° = 0,908$; $\alpha_D = -25,20$. Menthol total 64 %, menthol éthérifié en acétate 9 %.

La Mélisse, l'Hysope, la Sauge prêteraient à des considérations analogues.

La Mélisse fournit en moyenne 15.000 kilog. à l'hectare, parfois 20.000 ; elle est moins exigeante en potasse.

Nous amendions avec P. FOUCHÉ, à Houdan, pour ces plantes avec : fumier, 20.000 kilog. ; superphosphate, 400 kilog. ; nitrate, 200 kilog. ; kaïnite, 100 kilog. ; sulfate de potasse, 150 kilog. Nous employons la kaïnite en raison de sa teneur en magnésie.

Cette même formule nous servait pour l'Hysope et la Sauge.

Je ne vous parlerai pas de la Lavande, l'année dernière, l'Office a fait sur la culture de cette plante une enquête très complète ; les cultivateurs ont, je le sais, fait des essais d'amendement, j'espère qu'ils voudront bien nous communiquer leurs résultats.

Je ne vous dirai, en finissant, que deux mots concernant les plantes à essence de la famille des Ombellifères : Anis, Fenouil, Cumin, Persil, etc. Ce sont des plantes relativement peu exigeantes qui demandent surtout un terrain calcaire avec un peu de potasse et surtout un bon amendement phosphorique, car ce sont les semences qui constituent la récolte.

Pour elles, il suffit de 15.000 kilog de fumier, 150 kilog. de sulfate de potasse et 300 kilog. de superphosphate.

Je n'ai nullement la prétention d'avoir résolu le problème des amendements nécessaires aux plantes médicinales ; j'ai simplement essayé de vous montrer la complexité des recherches qui restent à exécuter pour compléter nos connaissances actuelles, qui sont cependant suffisantes pour permettre de conseiller ou au contraire de déconseiller telle ou telle culture dans tel ou tel terrain.

Si la question du terrain est capitale, j'estime que celle de la sélection des graines ne l'est pas moins et que c'est sur elle que doit porter actuellement notre effort principal. Chaque cultivateur de plantes médicinales doit faire ses graines en choisissant soigneusement ses porte graines et en en faisant examiner les descendants au point de vue activité. C'est ainsi qu'on a amélioré toutes les plantes de grande culture et il n'y a pas d'autre méthode à suivre pour avoir au bout de quelques années des types à fort rendement et à titre élevé.

Dr J. CHEVALIER.

Le séchage des Plantes Médicinales.

Le séchage est une opération fort importante, voir même capitale, pour la préparation des plantes médicinales à la vente. Que celles-ci, venues à l'état spontané aient été cueillies, ou que, cultivées spécialement, elles aient été récoltées, il suffit quelquefois d'un mauvais système de séchage pour compromettre la conservation du produit et empêcher la vente, ou simplement pour ne donner à la plante sèche qu'un aspect défectueux et ne lui faire atteindre que des prix inférieurs.

Cette étude du séchage est assez complexe et il n'a pas fallu moins que le Congrès du séchage organisé en octobre 1919 par le Comité Interministériel des Plantes Médicinales et présidé par M. le Professeur PERROT, pour faire ressortir certaines difficultés de la mise au point des différents procédés de séchage.

Ces difficultés sont dues à ce fait que dans la pratique de la dessiccation trois facteurs techniques principaux interviennent d'une façon impérieuse et variable dans leur rapport : l'air, la température, la nature de la drogue à sécher. Mais il est d'autres phénomènes dont il faut tenir compte, tel le phénomène économique : c'est-à-dire le prix de revient de l'opération suivant que le récolteur adoptera une méthode ou une autre, suivant qu'il agira seul ou qu'il saura se grouper avec d'autres.

Après le phénomène économique, apparaît le phénomène commercial. Le produit obtenu après culture et dessiccation est destiné à la vente et de ce fait il faut donner à la drogue la plus belle apparence possible.

Etude des principaux facteurs intervenant au cours du séchage.

Nous avons vu quels phénomènes intervenaient dans la pratique du séchage. Examinons avec un peu plus d'attention l'influence de l'air, celle de la température et celle de la nature de la drogue, puisque l'objet du séchage est d'enlever à une partie quelconque de la plante, ou à la plante médicinale tout entière, une quantité suffisante de son eau de composition pour assurer sa conservation, en créant un milieu défavorable au développement des micro-organismes destructeurs, principalement des moisissures.

Influence de l'air. — Pendant la période de la dessiccation, l'air de l'atmosphère ambiante doit s'emparer de l'eau de composition des tissus de la plante médicinale. Cet air doit donc être en mesure d'absorber de la vapeur d'eau : à cet effet, ne peut être employé que de l'air non saturé, c'est-à-dire de l'air en état de circulation libre. Le résultat pratique de cette constatation évidente, c'est que naturellement, ou artificiellement, il faut constamment de nouveaux volumes d'air non saturé en contact avec les drogues à sécher.

Cette question de réglage de l'air à faire passer sur les produits — question qui se pose moins absolument dans la pratique du séchage à l'air libre — est très importante, car il a été reconnu expérimentalement que l'eau de l'intérieur des tissus atteint lentement la surface de ceux-ci. D'après certains travaux de l'expert anglais du Bureau des Recherches des plantes oléagineuses, vénéneuses et médicinales, M. Russel, il a été reconnu que l'eau doit gagner d'une façon progressive l'intérieur des tissus pour arriver jusqu'à la surface d'évaporation. Si donc l'humidité de cette surface est absorbée par l'air plus rapidement qu'elle n'est remplacée par l'humidité venant des cellules internes, il s'ensuit un durcissement de la surface empêchant toute évaporation ultérieure, et gardant sous une espèce de croûte l'eau de composition de la plante.

Pratiquement, après avoir absorbé en vapeur d'eau 60 $^o/_o$ de son volume, l'air n'absorbe plus l'humidité qu'avec une extrême lenteur. Il est donc intéressant d'envoyer dans un séchoir un volume d'air « x » tel qu'il contienne à sa sortie 60 $^o/_o$ de son volume en vapeur d'eau, suivant la nature et la quantité de drogues à sécher. Le reste de la vapeur d'eau est évaporé lentement par quantité de plus en plus petite jusqu'à terminaison du séchage.

La conclusion est donc une utilisation d'un courant d'air bien réglé, se saturant progressivement sans causer de durcissement des tissus de la plante médicinale.

Influence de la température. — La dessiccation serait un phénomène simple si elle ne subissait que l'action du facteur « air ». Mais à celle-ci est liée celle de la température, puisqu'à toute température déterminée un certain volume d'air ne peut contenir qu'une quantité connue de vapeur d'eau. En d'autres termes, la température a une action directe sur la saturation de l'air. Il faut tenir compte, en effet, que l'humidité relative de l'air varie en raison inverse de sa température (1). Dans le cas du séchage à l'air libre, l'humidité de l'atmosphère est maxima au lever du soleil, minima dans le courant de l'après-midi. C'est donc au cours de cette période que la plante pourra céder davantage de son humidité.

On voit qu'il faut tenir compte de la température pour surveiller la conduite d'un séchoir. Il faut notamment veiller à la proportion des 60 % indiquée précédemment pour que l'air ne soit pas saturé de vapeur d'eau à sa sortie du séchoir; car à ce moment, au contact de température plus basse, il déposerait brusquement son humidité sous forme de gouttelettes sur tout objet à proximité immédiate du séchoir, entretenant ainsi une ambiance néfaste.

Pratiquement, la limite optima de température indiquée par M. Russel est de 120° F., soit environ 50° centigrades, et encore cette température devrait-elle être obtenue progressivement, seulement après quelque temps de dessiccation.

Un m³ d'air peut absorber:

A 15°	12 g.,7 de vapeur d'eau
A 20°	17 g.
A 40°	30 g.
A 50°	95 g.

Une trop forte température au commencement de l'opération produit le même durcissement que celui signalé par l'emploi d'un grand volume d'air.

Influence de la nature de la drogue à sécher. - La méthode la meilleure en résultats pour l'obtention d'un bon séchage est une combinaison constante des quantités optima d'air et de chaleur. Le règlement de l'opération du séchage est cependant déterminé en grande partie par la nature de la substance à sécher, et par l'apparence que l'on désire donner au produit.

Les plantes médicinales envoyées à la dessiccation sont comprises dans une des catégories suivantes:

Les feuilles, c'est-à-dire: la feuille proprement dite, et la feuille à laquelle est restée adhérente la partie supérieure de la tige.

Les fleurs, comprenant la fleur entière, ou certaines parties de la fleur.

(1) Le degré d'humidité de l'atmosphère est donné non par la quantité absolue de vapeur d'eau contenue dans un m³ d'air, mais par son degré hygrométrique (rapport du poids de vapeur d'eau qu'il contient au poids de vapeur d'eau qu'il pourrait contenir à la même température s'il était saturé).

Les fruits et les graines.

Les racines, soit la racine de la plante, complète, soit dépouillée de son écorce, et que l'on ne doit pas confondre avec *le rhizome*, qui n'est que la tige souterraine du végétal.

Enfin *les herbes* sont l'ensemble de la plante prise dans sa partie aérienne et composée de la tige, des feuilles, des fleurs ou des fruits.

Chacun des produits appartient à l'une quelconque de ces parties de notre classification et exige des conditions spéciales de séchage, non pas seulement à cause de la différence de teneur en eau de chacun d'eux, mais par la différence d'aspect qu'ils doivent présenter après dessiccation.

D'une façon générale, les feuilles et les herbes doivent être séchées à une température modérée en présence d'un important volume d'air, tandis que les racines, les écorces ou les rhizomes exigent des températures plus élevées.

La présentation ultérieure du produit — nous l'avons vu — influe également : les fleurs d'acacia séchées aussi rapidement que possible, à l'abri du soleil, mais à grand courant d'air doivent garder leur couleur blanche ; les fleurs de souci, séchées de même dans un local très aéré, n'ont de valeur commerciale que si elles ont conservé leur franche couleur jaune.

Les racines de belladone et d'angélique par contre peuvent être mises à sécher sans aucun inconvénient sous l'action directe des rayons solaires.

Qualités demandées à la plante médicinale après dessiccation. — La principale de ces qualités, si souvent réclamée par M. de Pouymerol et par tous les acheteurs, est l'aspect de la plante, « son chic ». La fleur, la feuille ou la plante tout entière, doit avoir de l'œil.

De même il faut qu'après séchage, le produit puisse reprendre dans l'air ambiant une certaine quantité d'humidité — très faible — nécessaire au moment de la vente, et qui évite au produit d'être trop cassant.

Méthodes de séchage. — De l'exposé un peu théorique qui vient d'être fait apparaissent les deux méthodes différentes de séchage :

1° Travail à l'air libre, ou séchage des plantes médicinales par exposition de celles-ci au contact de volumes plus ou moins importants de l'air atmosphérique non chauffé, la plante étant protégée ou non par des constructions légères ou abris.

2° Travail par utilisation d'air chauffé. Ce dernier mode de séchage, en mettant à part toute considération économique de prix de revient, paraît très satisfaisant. Il peut s'appliquer aux plantes les plus délicates. Il devient même une nécessité lorsqu'il s'agit de faire sécher de grandes quantités de plantes dans une période de temps relativement faible. L'utilisation de la chaleur artificielle présente également l'avantage de poursuivre la dessiccation dans tous les cas où le séchage à l'air est devenu impossible (saisons pluvieuses).

La discussion serait longue pour établir, suivant les cas, le meilleur mode de séchage pour une exploitation ou une région déterminée, en tenant compte naturellement du prix de revient de l'opération, et des circonstances économiques générales qui accompagnent la culture et la récolte des plantes médicinales.

Il semble toutefois que dans une région à climat régulier et de production moyenne en plantes médicinales, la méthode du séchage par utilisation de l'air atmosphérique non chauffé soit plus pratique et moins coûteuse, à condition de prévoir la construction d'abris, pour que la dessiccation des plantes ne se fasse pas uniquement en plein air.

Séchage par utilisation de l'air atmosphérique non chauffé.

Cette façon de procéder en utilisant l'air de l'atmosphère a des processus d'exécution différents les uns des autres. La plante peut être mise directement en rapport avec les couches d'air chargées d'absorber son eau de composition; c'est le séchage à l'air libre, au soleil ou à l'ombre; la plante, au contraire, peut être mise à l'abri des intempéries, des différences brusques de température, des pluies possibles et le séchage a lieu alors dans des greniers, dans des hangars à l'intérieur desquels se fait une circulation constante d'air naturel.

Séchage au soleil. — Le séchage au soleil se conçoit de lui-même = utilisation d'une source naturelle de chaleur pour produire un résultat essentiellement économique. Cette méthode ne peut être employée toutefois qu'avec des plantes peu délicates dont la qualité intrinsèque, et dont la présentation ne peuvent être affectées d'une façon défavorable par l'action directe de la lumière solaire.

Il importe que les produits destinés à ce mode de dessiccation ne soient pas étendus à même le sol. Celui-ci présente des différences de température et d'humidité avec l'air ambiant, il peut de plus salir la plante par son contact. Il est nettement préférable de disposer les produits à sécher sur des plateaux, sur des planches, sur des feuilles de carton, ou même de fort papier qui soient un isolant entre le sol et la plante, et qui servent également à faciliter la manutention de celle-ci. Les produits doivent être surveillés de façon à demeurer constamment au soleil, déplacés au cours de la journée, au fur et à mesure que s'exerce la rotation de la terre.

Parfois, dans le cas de quantités peu considérables de plantes médicinales à sécher, celles-ci peuvent être étendues sur le toit sud d'une dépendance peu élevée de la ferme.

Il semble que seuls les rhizomes et les racines soient les parties de la plante médicinale susceptibles de pouvoir profiter d'un mode de dessiccation aussi simple. Le procédé est économique, surtout *à priori*, car si surviennent une pluie soudaine, ou un orage imprévu, la vente de la récolte mal séchée peut être compromise. Néanmoins cette méthode simpliste est parfois appliquée aux racines de bardane, préalablement fendues et étendues sur des plateaux, également aux racines d'angélique, de belladone, d'aconit, d'ache, etc... Il est évident que ces racines avant leur exposition au soleil ont été nettoyées et débarrassées de toute particule de terre adhérente.

Il semble qu'en Angleterre, les racines de bardane primitivement séchées au soleil, soient reconnues produit marchand de premier ordre.

Séchage à l'ombre. — Certaines plantes médicinales, ou certaines parties de plantes, plus délicates, plus fragiles doivent évaporer leur eau à l'abri de toute action solaire directe.

La dessiccation peut se faire malgré tout en plein air, mais à l'ombre, et cette méthode nous parait la liaison entre le séchage au soleil et le séchage à l'intérieur d'abris possédant une libre circulation d'air. La dessiccation à l'ombre empêche l'action directe du rayon solaire qui agit sur la couleur naturelle de la plante et la détruit. C'est ainsi que, par exemple, au soleil, la feuille de l'angélique jaunit, la fleur du bouillon blanc noircit, la fleur de l'acacia et celle du souci se recroquevillent et noircissent, etc... Le séchage à l'ombre est plus lent que le précédent; le produit à sécher est étendu comme précédemment sur des plateaux, ou suspendus à des fils de fer, maintenus eux-mêmes par des piquets, placés dans le sol à des distances constantes.

Nous verrons, tout à l'heure, que ce dernier procédé est intéressant pour certains produits, comme la belladonne, qui peuvent être suspendue à l'intersection de leur plus basse feuille et de leur tige. Malgré tout l'emploi des plateaux portatifs est plus pratique, et plus économique parce que ceux-ci sont employés à toutes sortes de produits qui ne pourraient pas être suspendus, et parce qu'ils sont d'une manutention et d'un rangement plus facile.

Ce mode de séchage également économique et de peu de frais d'installation, est recommandé pour certaines plantes aromatiques comme la sauge, la menthe, l'absinthe, qui paraissent meilleures en qualité et en apparence quand elles ont été séchées à l'ombre sans avoir recours à la chaleur artificielle. L'absinthe, notamment, garde sa couleur naturelle, gris argent, très appréciée.

Séchage sous abris. — Il est alors venu à l'idée que cette dessiccation, au lieu de se faire en plein air, à l'ombre d'un toit ou d'un mur, pouvait avoir lieu sous des abris couverts, sous des hangars, voir même à l'intérieur de greniers aménagés dans lesquels circulerait l'air atmosphérique en quantité suffisante.

Ces greniers doivent être choisis très secs, et doivent avoir également de larges ouvertures de façon à laisser entrer de grandes quantités d'air. Mais l'air seul doit pénétrer ; aussi des volets en bois ou des stores en toile doivent-ils clore ces ouvertures lorsque celles-ci sont exposées au soleil ou que la lumière du jour est trop crue.

Il peut y avoir intérêt dans une exploitation produisant une quantité relativement importante de plantes médicinales, et dont les greniers sont utilisés à d'autres fonctions, de construire un séchoir employant uniquement le courant d'air naturel. Dans le cas de récolte très importantes, il semble préférable de construire un séchoir dans lequel puisse être installé un système de dessiccation artificielle. Mais dans le premier cas envisagé la maison de séchage, construite en bois, dans un endroit sec et très aéré, rend de grands services. Les ouvertures doivent être nombreuses et étroites, mais munies de volets interceptant la lumière, sans arrêter l'air. Il y a lieu de prévoir également au sommet de la construction, un ventilateur favorisant la marche ascensionnelle de l'air, et facilitant même la circulation de celui-ci lorsque les ouvertures doivent être quelques peu fermées.

A l'intérieur des pièces de séchage, on peut adapter pour la mise en place des produits à sécher, la disposition des claies empilées les unes au-dessus des autres à intervalles assez grands pour laisser le passage de l'air, ou la disposition sur fil de fer. Mais il n'est jamais recommandable d'étendre les plantes médicinales à même le plancher.

Les claies doivent laisser entre elles un intervalle de 25 à 30 centimètres de façon à assurer une libre circulation de l'air pour une meilleure dessiccation. Ces claies sont de construction facile, elles peuvent être formées de 4 morceaux de bois sur lesquels est tendue une toile destinée à recueillir les plantes à sécher. Elles ont généralement 1 m. 20 de large sur 1 m. 50 de long ; il est préférable d'avoir des dimensions un peu plus grandes puisqu'il ne faut pas perdre de vue, que les produits doivent être étendus en couches très minces, et qu'ils ne doivent plus être remués, principalement les fleurs, pendant toute la durée de leur dessiccation.

Les fils de fer peuvent être utilisés (toujours de préférence aux cordes) et les plantes qui y sont suspendues le sont par l'intersection de leur plus basse feuille et de leur tige ou comme dans le cas de l'estragon, plusieurs plants sont réunis en petits paquets, attachés du côté opposé aux sommités, et deux de ces paquets sont mis à cheval sur le fil de fer tendu.

Les fils sont fixés aux extrémités de la pièce et généralement disposés dans le sens de la plus grande dimension. Ils sont placés par séries verticales, séparés entre eux dans le sens de la hauteur par environ 50 cm. et dans le sens de la largeur par 0 m. 30. Tous les deux mètres, un passage doit être réservé qui permet la circulation d'un homme veillant à l'installation et surveillant la dessiccation.

Comme type de ces séchoirs, construits en plein air, on peut citer le séchoir de M. Morin-Barral, à Milly ; M. Rabate, Ancien Directeur des Services agricoles de ce département l'a décrit avec quelques détails. Etabli au milieu d'un terrain d'environ 7 hectares, entièrement producteur de plantes médicinales, il suffisait à la dessiccation de toute la récolte. Long de 28 mètres, large de 6 m. 50, composé de fermes espacées de 4 mètres, il comprenait trois étages, de 3 mètres de hauteur au rez-de-chaussée, 2 m.40 au premier étage et 2 m. 40 dans les combles.

La construction était en bois, percée dans ses parois latérales d'ouvertures nombreuses, portes ou auvents.

Séchoirs à ventilateurs. -- Pour avoir une dessiccation plus rapide, il est possible, au lieu de laisser comme jusqu'à présent la plante médicinale en contact avec des quantités plus ou moins grandes d'air qui se renouvelle de lui-même, il est possible au moyen d'un ventilateur de faire circuler sur les produits à dessécher des quantités d'air plus volumineuses, en augmentant la vitesse de circulation de celui-ci. Dans ce procédé, comme l'a fait remarquer M. Diffloth, l'air n'est pas *soufflé* sur les produits exposés ; il est *tiré* de l'extérieur par le ventilateur qui en aspirant l'air contenu dans le séchoir, fait appel à l'air extérieur, créant ainsi un courant régulier.

Ce séchoir est formé d'une longue boîte rectangulaire, divisée en un certain nombre de compartiments ayant chacune un couvercle séparé. Chacune de ces divisions peut avoir 1 mètre de long, 1 mètre de large, 0 m. 60 à 1 mètre de hauteur. Dans l'intérieur de chacune d'elles sont superposés des plateaux comparables aux claies étudiées précédemment, mais de dimensions plus restreintes.

Ces plateaux, dans l'appareil décrit par M. DIFFLOTH, ont 0 m.90 de long sur 0 m. 45 de large ; ils sont construits en matériaux fort légers : cadres de bois avec fond formé d'une grille de fin treillis de fer. Une des extrémités du plateau (celle placée du côté du ventilateur) comporte également un treillis de fer pour éviter l'aspiration des plantes.

Pour obtenir de bons résultats il faut un courant d'air ayant une vitesse d'environ 6 mètres à la seconde, ce qui correspond à un volume de 5.000 m³ d'air devant être aspiré chaque minute par le ventilateur. L'air est ainsi renouvelé 75 fois en une minute dans le séchoir.

Le choix de la puissance du ventilateur est le secret de la dessiccation. Le ventilateur doit être actionné par un petit moteur : moteur électrique d'environ 5 HP ou moteur à gaz pauvre.

SÉCHAGE PAR UTILISATION D'AIR CHAUFFÉ.

Pour obtenir des résultats plus rapides, ou pour dessécher certains produits spéciaux, il est préférable d'opérer dans un séchoir dans lequel circule de l'air chauffé par un poêle ou par un calorifère, ou même d'opérer dans des évaporateurs spéciaux.

Quand on opère dans une étuve à air chaud, d'après M. ROLET, les feuilles soumises à une température de 25°, puis 35°, demandent pour être desséchées de 1 à 5 jours. Au contraire, dans les séchoirs où l'air n'est pas chauffé artificiellement, la dessiccation n'est souvent terminée qu'après une quinzaine de jours surtout quand il s'agit de feuilles comme celles de la belladonne.

De même, certaines racines riches en mucilage, comme celle de Guimauve, Gentiane, Bardane, Grande Consoude qui se dessèchent très difficilement, doivent être traitées à la chaleur artificielle.

Parlant de la dessiccation par la chaleur artificielle, M. le Docteur CHEVALLIER, au Congrès du Séchage donnait la définition suivante : un bon séchoir est une enceinte de forme quelconque dans laquelle est envoyé un air chaud et sec qui passe sur des claies où sont disposées les plantes à sécher.

Il indiquait ensuite une classification possible des modèles de séchoirs : le séchoir familial, le séchoir commercial traitant environ 8.000 kg. de matières par jour, et le séchoir industriel.

Il semble qu'en appliquant cette classification aux plantes médicinales, il suffit de s'en tenir aux deux premiers types : familial et commercial.

On peut alors considérer, en dehors de l'appareil léger se plaçant sur un poêle et servant à la dessiccation de très faibles quantités de produits par utilisation directe de la chaleur dégagée d'un foyer de combustion, on peut considérer :

la chambre de séchage avec four ordinaire échauffant l'air contenu dans la pièce.

la chambre à sécher, ne renfermant pas de foyer et recevant uniquement de l'air chaud venant d'une autre pièce.

Petit poêle pour séchage. — Un séchoir du type poêle peut être construit dans l'exploitation même à peu de frais.

Ce séchoir peut consister en une série de plateaux suspendus au-dessus d'un four ; il se compose d'un bâti auquel on donne des dimensions, proportionnelles à la surface du four. A l'intérieur de ce bâti sont disposés des plateaux en treillage espacés de 20 à 25 cm. Afin de permettre une meilleure distribution de la chaleur, les plateaux sont d'une longueur un peu inférieure à celle du cadre : de cette façon il est possible de les pousser alternativement sur le fond, ou d'en ramener le bord vers le devant pour que le courant d'air chaud puisse traverser la masse à sécher dans toutes ses parties.

La partie supérieure du bâti est entr'ouverte de façon à permettre l'échappement du gaz humide. La partie inférieure est faite en métal de façon à éviter l'incendie

Néanmoins, pour la bonne réussite du séchage, il importe qu'une feuille de fer ou d'étain disposée au-dessus du poêle, entre celui-ci et le premier plateau, empêche l'air chaud d'entrer, directement en contact avec les premières substances à sécher.

Ce petit séchoir familial ne peut rendre de services que dans le cas de très faibles quantités de plantes poussant à l'état spontané, cueillies et desséchées journellement au fur et à mesure de leur récolte.

Mais, lorsqu'il s'agit du séchage de plusieurs centaines de livres de plantes médicinales par jour, il faut avoir recours à un type de séchoir beaucoup plus commercial.

Séchoir avec four ordinaire échauffant l'air contenu dans la pièce. — La température doit être environ de 30° à 35°, rarement s'élever au-dessus de 45° et pour les fleurs s'abaisser à 25°. La durée du séchage est une chose essentiellement variable, dépendant de la température, du degré d'humidité de la plante, de l'aération de la salle, de la vitesse de l'air chaud. A titre documentaire — chiffres fournis par le Syndicat de la Droguerie française — les fleurs demandent un séjour dans le séchoir de 12 à 24 heures ; les feuilles de 1 à 5 jours et les racines de 4 à 8 jours.

Le four peut être situé dans un angle de la pièce à sécher, il est muni d'une tuyauterie d'évacuation des gaz, de forme recourbée, de façon à la rendre la plus longue possible pour une meilleure utilisation de la chaleur.

Les séchoirs proprement dits, ou dispositifs sur lesquels doivent être étendues les plantes médicinales à sécher, sont installés dans la chambre même.

Le Syndicat de la Droguerie préconise, dans sa brochure de vulgarisation, le système des fils de fer avec tendeur, fils de fer maintenus aux murs de la pièce et entre lesquels sont placées les toiles destinées à recevoir la récolte, ayant ainsi l'aspect de hamacs tendus contenant une couche très mince de plantes médicinales à sécher. Les toiles sont fixées aux fils de fer au moyen d'anneaux qui glissent le long de ceux-ci.

Il est naturel que l'on peut placer dans la pièce un nombre d'étages de toiles proportionnées au cubage d'air de la salle. La toile inférieure doit être placée à 80 cent. du sol et entre chaque toile il est bon de laisser une hauteur de 30 à 35 centimètres.

Pour une salle de 8 mètres de long, sur 4 mètres de largeur et 4 mètres de haut, on peut prévoir facilement 10 rangées de toiles à sécher.

Séchoir recevant de l'air chaud venant d'une autre pièce. — Le séchoir commercial anglais semble plutôt se rapprocher de ce type que du précédent. L'air n'est pas chauffé directement dans la pièce, mais dans une chambre spéciale dite « chambre de chauffe » et envoyé directement ou par un système de tuyauteries dans la « chambre de dessiccation. »

Cette pièce est divisée en compartiments au moyen de cloisons, et chaque compartiment est muni d'une porte spéciale le rendant indépendant de son voisin.

Dans ces cases sont introduites les plantes médicinales à sécher, lesquelles sont disposées sur des plateaux. Ceux-ci mesurent environ 1 m.,20 sur 1 m.,50 et sont disposés les uns au-dessus des autres. Ils reposent sur des tasseaux cloués le long des cloisons de chaque compartiment, sur lesquels ils n'ont qu'à glisser pour être introduits ou retirés.

La porte de chaque compartiment doit coïncider exactement dans son cadre, et au besoin des bourrelets de feutre peuvent être disposés au long des fentes afin d'empêcher toute perte de chaleur.

Celle-ci est fournie par un fourneau à air chaud, placé au centre du bâtiment, dans une cave ou dans un soubassement quelconque. L'air chaud est envoyé dans les compartiments par des tuyaux de 0 m.,20 de diamètre. Ces tuyaux arrivent à la partie inférieure du compartiment, et se terminent par une plaque de fer percée de trous, et mesurant 10 cent. sur 15 environ. Cette plaque est encastrée dans le plancher et permet d'étendre davantage en surface la couche d'air chaud. Chaque tuyau est muni d'un robinet à boisseau permettant le réglage de l'arrivée d'air, et par cela même le réglage de la dessiccation.

Sur le toit de la pièce à sécher, un ventilateur favorise la sortie rapide de l'air chaud chargé d'humidité

Un système un peu différent a été appliqué en France dans les Etablissements Boulanger et Dausse, à Etréchy, c'est le système dit des Evaporateurs, étudié et décrit par M. RABATE.

Un calorifère envoie un abondant courant d'air chaud dans deux longs couloirs en maçonnerie placés côte à côte. Chaque couloir loge douze wagons avancés toutes les deux heures, et s'approchant ainsi de la source de chaleur, par suite de l'introduction d'un nouveau wagonnet, chargé de claies remplies de plantes médicinales fraîches. En douze progressions, de deux heures en deux heures, le wagon arrive près du calorifère, où la dessiccation s'achève.

Un dispositif transbordeur permet alors de l'évacuer sur une voie extérieure où il est déchargé de ses plantes séchées, rechargé de plantes fraîches afin de recommencer le cycle des opérations.

La température la plus élevée ne dépasse pas 40°.

Rendements. — Quand arrêter la dessiccation ?... Pratiquement, on reconnait que la matière est desséchée à point, quand froissée entre les doigts, elle se brise facilement avec un bruit sec. Dans cet état, elle pourra absorber à nouveau l'humidité suffisante pour lui donner sa valeur marchande.

Les rapports entre les poids des plantes fraîches et des plantes séchées sont essentiellement variables d'une plante à l'autre, et d'une partie de la plante à d'autres. D'après M. RIPERT, dans la « Parfumerie moderne », on peut admettre que pour les racines le rapport entre le poids de la matière sèche et le poids de la matière fraîche est de 1 à 3,5; pour les bourgeons, de 1 à 2,5 ; pour les tiges, de 1 à 3,33 ; pour les écorces, de 1 à 2,7; pour les feuilles, de 1 à 5,3 ; pour les fleurs, de 1 à 5.

Il est difficile cependant d'affirmer des chiffres précis ; par exemple, 10 kilog. de fleurs fraîches donnent 940 gr.,3 de fleurs sèches pour le Nénuphar ; 840 gr. pour le Coquelicot ; 960 gr. pour la Bourrache ; 3 kg.,4 pour la Camomille.

Donc, rendement très variable.

Tels paraissent exposés les différents modes de séchage applicables aux plantes médicinales, depuis le séchage au soleil jusqu'au passage à l'Evaporateur.

Chaque producteur a loisir de discuter le système d'appareillage et de construction qui lui paraît économiquement le plus convenable, selon sa quantité de plantes à sécher ; mais il semble que, dans le cas de production de plusieurs hectares, le séchoir à air chaud soit plus qualifié, d'autant plus que si les frais d'installation sont plus élevés ceux-ci peuvent être facilement couverts par une coopération ou une association de cultivateurs producteurs.

VERLOT,

Ingénieur agronome
des Services Commerciaux de la Cie du P.-O.

Emballage et Transport des Plantes Médicinales.

Emballage. — L'opération consistant à emballer les plantes, feuilles et fleurs médicinales demande quelques soins et opérations préliminaires sur lesquels il est nécessaire d'appeler l'attention des producteurs et récolteurs.

La première condition est que les plantes, feuilles ou fleurs, racines, aient été triées convenablement et complètement séchées; mais, en général, il ne faut pas emballer ou ensacher ces marchandises dans un état de siccité trop grand.

En effet, il ne suffit pas d'ensacher les plantes, feuilles ou fleurs, dans un sac sans aucune précaution. Il est nécessaire qu'au moment de cette opération, ces dernières se trouvent à un degré hygrométrique suffisant pour éviter qu'elles ne se brisent par trop pendant cette manipulation Aussi, la veille et même l'avant-veille, du jour où leur ensachage ou emballage doit avoir lieu, il faut ou les placer sous un abri à l'air libre simplement couvert, afin qu'elles ne soient mouillées par une pluie quelquefois imprévue, ou si on les laisse dans le local où elles se trouvent, tenir ce dernier ouvert pendant la ou les nuits qui précèdent le jour de leur emballage. Cette exposition à l'air frais de la nuit permet à ces plantes d'absorber suffisamment d'humidité pour les rendre assez souples à la manipulation et éviter de les voir se briser et tomber en poussière.

C'est ce qu'en terme de métier le Récolteur appelle « Laisser revenir ». Feuilles, fleurs ou plantes, une fois rendues souples par le procédé qui vient d'être expliqué, peuvent être mises dans des sacs ou toiles, neufs ou usagés, mais toujours propres, en les serrant suffisamment *à la main*, mais sans exagération. Ensuite, ces sacs ou toiles sont solidement cousus et une étiquette portant le nom et l'adresse de l'expéditeur ainsi que celle du destinataire, est elle-même cousue au centre de la couture fermant le colis.

En ce qui concerne l'emballage des plantes dites en bouquets ou paquets, sommités fleuries, on emploie pour les assouplir le même procédé; mais, en principe, on ne peut les emballer convenablement en utilisant des sacs ordinaires (à grains, farine, etc.); car, à de rares exceptions près, les dimensions de ces sacs ne correspondent pas du tout avec celles des marchandises à expédier. En opérant ainsi, on obtient un très mauvais emballage. Les plantes en voyageant fatiguent, car elles se frottent les unes contre les autres, se brisent, s'effritent, les feuilles se détachent des tiges et à destination le fond du sac ne contient plus que des feuilles brisées, séparées du restant et formant des tiges ou triques sans aucune valeur.

Le meilleur système d'emballage de ces plantes est de réunir plusieurs petits bouquets ou paquets et en faire de plus gros de même volume, ces paquets sont ensuite placés dans une toile en alternant côté sommets et côté tiges, puis coudre bien serré même les têtes ou extrémités.

Le meilleur mode d'emballage est celui opéré à l'aide d'une presse à bras, genre presse à foin ou similaire, où la pression se fait graduellement.

Bien entendu, ceci ne s'applique pas aux « Racines » qui peuvent être emballées en sacs, sans aucune opération préliminaire.

Pour faire voyager les plantes, feuilles, fleurs, dans les meilleures conditions, il est absolument nécessaire que ces produits soient emballés assez serrés, que le sac ou la toile, une fois cousu, ne laisse pas de vide et que contenu et contenant ne forme qu'un bloc. De cette façon, on peut être assuré que la marchandise arrivera à destination en bon état, à la satisfaction de l'expéditeur et du destinataire, tous deux intéressés au même degré, à la bonne arrivée des marchandises expédiées.

Transport. — La généralité des expéditions de plantes, fleurs, racines et écorces médicinales, faites par les récolteurs ou producteurs, ont démontré le peu de connaissance qu'a le public français, en général, des règlements, coûts et modes de transport par la voie ferrée.

A ce point de vue, il y a toute une éducation à faire et, en particulier, pour ce qui nous regarde, à nos producteurs de plantes médicinales.

Malgré les instructions très précises que nous renouvelons chaque fois aux expéditeurs, la plus grande partie de ces derniers ne semblent pas attacher une importance assez grande aux formalités d'expédition. Je vais essayer de démontrer le préjudice causé par la non observation des instructions données.

En général, les acheteurs indiquent soit dans le corps de leur lettre, soit sur leurs imprimés que les expéditions doivent être faites en gare............. Il nous est arrivé maintes et maintes fois de recevoir des expéditions à domicile. En opérant ainsi, les Compagnies de chemins de fer camionnent à domicile et se font payer le camionnage qui leur est dû ; ce sont là des frais supplémentaires inutiles, car, en général, presque tous les acheteurs ont leur service de camionnage et se rendent journellement en gare pour y retirer les diverses marchandises arrivées à leur adresse.

Donc lorsque l'acheteur spécifie d'expédier en gare, bien s'y conformer. De plus, lorsque l'acheteur indique le nom de la gare où il désire recevoir sa marchandise, il faut s'y conformer strictement ; car, en expédiant à une autre gare ou en négligeant de mentionner le nom de la gare demandée, le destinataire se trouve quelquefois dans l'obligation de faire un long trajet pour retirer les marchandises qui lui sont adressées.

Exemple : Nous disons d'expédier toujours en gare Lyon Saint-Clair ; si l'expéditeur ne spécifie pas très exactement sur sa déclaration gare Lyon Saint-Clair, la marchandise arrive soit à Lyon Guillotière, soit à Lyon Perrache, ce qui nous oblige à envoyer notre camionneur à 7 km. de nos magasins. Il ne faut pas perdre de vue que dans les grandes villes, les diverses gares sont presque toujours très éloignées les unes des autres et que les frais qui résultent de ces erreurs ou oublis sont onéreux et grèvent le prix de revient de la marchandise.

Il y a lieu également de faire connaître aux expéditeurs qui semblent l'ignorer, que les racines, écorces de bois, écorces de fruits, les feuilles et fleurs, ne voyagent pas au même tarif, mais que chacun de ces produits paye un tarif spécial. Ainsi les racines et écorces, en général, sont taxées à un tarif moins élevé que les feuilles et les fleurs dont la taxe est de cinquante pour cent plus élevé.

Donc sur la déclaration d'expédition de chemin de fer, il ne faut pas mettre simplement :

X Balles Plantes Médicinales pesant X K°.

mais, au contraire, il faut détailler la nature de chaque marchandise en indiquant sur la déclaration :

X balles	Racine sèche pesant....................	X K°
X —	Plante ou feuilles sèches pesant.........	X K°
X —	Fleurs sèches pesant..................	X K°
X —	Ecorce de....... pesant..............	X K°

Il est entendu que, lorsque dans le même sac il y a des feuilles et des racines, par exemple, c'est le produit qui domine qui doit être désigné ; en opérant de cette façon, les Compagnies de chemins de fer taxent chaque marchandise suivant sa nature, ce qui ne peut être fait lorsque l'expéditeur ne détaille pas sur sa déclaration chacune des marchandises qui composent l'expédition.

Il faut aussi bien se conformer au mode d'expédition demandé par l'acheteur et ne pas faire l'envoi en grande vitesse lorsque ce dernier a indiqué en petite vitesse, qui est bien meilleur marché.

La question d'emballage et de transports traitée, il reste encore à inviter les expéditeurs à bien formuler leur facture qui doivent indiquer :

1° Le nombre de sacs ou colis expédiés.

2° Le contenu de chacun de ces colis.

3° Le poids de chaque produit expédié.

Une sage mesure est de joindre à la facture le récépissé d'expédition, ce qui permet au destinataire de réclamer l'expédition à la gare d'arrivée.

En décrivant toutes ces instructions qu'il faut suivre afin d'éviter toute perte de temps, malentendus ou déboires, je n'ai pas eu l'intention de vouloir tout apprendre aux nombreux et distingués auditeurs ici présents ; mais simplement appeler leur attention sur ces détails qui bien observés faciliteront la tache de chacun pour le plus grand bien de tous.

Je m'en voudrais de ne pas profiter de cette réunion sans ajouter un mot et renouveler les nombreuses réclamations déjà formulées en ce qui concerne le coût des frais de transport, qui réellement à l'heure actuelle sont trop onéreux et nous placent dans des conditions de lutte économique telles, surtout pour l'exportation, que notre infériorité est des plus marquées :

EXEMPLES : Des plantes expédiées de Dun à Lyon soit 310 km. environ payent en moyenne 19 francs les cent kilos.

> De Lyon à Marseille, 360 km., 21 francs les cent kilos.
> De Lyon à Paris..... 512 km , 30 — —

Ainsi les feuilles de frêne, de Lyon à Paris, payent 30 francs les cent kilos de transport, soit le 20 % de leur valeur.

Tandis que de Hambourg à Marseille, ces mêmes plantes ne payent que 10 francs les cent kilos.

De POUMEYROL,

Droguiste à Lyon,

Conseiller du Commerce Extérieur de la France.

NOTES BOTANIQUES ET BIOLOGIQUES
SUR LES MENTHES.

I. – CARACTÈRES GÉNÉRAUX DES ESPÈCES DE MENTHA.

Le genre *Mentha* appartient à la famille des Labiées, bien que sa corolle soit régulière ou presque. Il est caractérisé par un calice à cinq dents égales sensiblement, par une corolle à quatre pétales, par ses quatre étamines droites, égales et écartées et par ses anthères à loges parallèles.

La clef dichotomique suivante permet de distinguer les Menthes les plus communes en France et les plus utilisées en distillerie et en pharmacie, sans se préoccuper ici des valeurs comparées des espèces ou variétés.

1. Tige florifère terminée par des fleurs....................... 2.
       —   —   feuilles.................... 5.

2. Fleurs en têtes arrondies.............. : *Mentha aquatica*.
    Fleurs en épis serrés.................................... 3.

3. Épis aigüs.. 3.
    Épis plus ou moins obtus.............. *Mentha piperita*.

4. Feuilles réticulées arrondies........... *Mentha rotundifolia*.
    Feuilles lisses aigües................... *Mentha silvestris*.

5. Calice à gorge nue .... *Mentha arvensis*.
      —   fermée par des poils...... *Mentha Pulegium*.

Ces caractères n'ont cependant pas toute la fixité désirable, ce qui rend la détermination des espèces parfois très délicate.

« Dans ce genre, a dit Lloyd (1), le botaniste qui a le mieux étudié la végétation de l'Ouest de la France, l'espèce est insaisissable ; les plantes varient à odeur forte ou agréable, à feuilles plus ou moins velues, à dents plus ou moins profondes. Les inflorescences passent insensiblement des verticilles axillaires à l'épi ; les étamines sont incluses ou saillantes. En outre, elles se prêtent facilement à l'hybridation ».

D'autres observations intéressantes ont été faites par des Au-

(1) Lloyd. — *Flore de l'Ouest de la France*, p. 264, 1886.

tours anciens et méritent d'être rapportées ici. On a constaté que les variétés à feuilles crépues qui existent chez diverses espèces(1) et qui ont des plis, des ondulations des bords de la feuille ou des dents très allongées, sont plus riches en glandes et fournissent par conséquent plus d'huiles essentielles.

« Certaines espèces, selon Mutel (2), ont toujours des étamines saillantes ou incluses ; d'autres les ont tantôt incluses, tantôt saillantes, souvent dans un même épi. L'humidité augmente la longueur des pétioles et l'eau, la longueur de toutes les parties. Plusieurs espèces sont, selon le sol, raides, couchées ou diffuses. »

Etant données ces variations sous l'action du croisement et des changements de milieu, il n'y a pas lieu de s'étonner que les botanistes n'aient pu s'entendre sur la valeur des espèces de ce genre polymorphe, que l'on ait multiplié les formes, les sous-espèces et les espèces en établissant une synonymie presque indéchiffrable aujourd'hui, malgré les travaux de spécialistes réputés tels que Boreau, Timbal-Lagrave, Malinvaud, etc.

Les confusions datent d'ailleurs de l'origine, car l'on a trouvé mélangés dans l'herbier de Linné lui-même (3) des échantillons de *Mentha piperita* et de *M. aquatica* !

Or, la multiplicité des formes et leur grande variabilité, si elle est une source d'embarras pour le botaniste, est au contraire un avantage pour le praticien qui cherche à obtenir des types nouveaux et à sélectionner les variétés susceptibles d'applications industrielles ou culturales.

II. — LES MENTHES CONSIDÉRÉES SOUS LE RAPPORT UTILITAIRE.

Toutes les espèces de Menthes poussant en France ne sont pas utilisées dans la pratique et toutes celles qu'on utilise n'ont pas la même valeur.

Parmi les plus intéressantes, on peut citer la Menthe poivrée (*Mentha piperita* L.), la Menthe verte (*Mentha viridis* L.), la Menthe des jardins (*Mentha sativa* L., hybride supposé de *M. arvensis* et de *M. aquatica*), et la Menthe rouge (*Mentha rubra* Lam., hybride de *M. arvensis* et de *M. viridis*).

Les deux premières sont employées en médecine et en parfumerie; les secondes sont cultivées comme condiments dans les jardins.

(1) *Mentha arvensis, M. aquatica, M. viridis* et *M. silvestris.*
(2) Mutel. — *Flore française*, t. III, p. 5, 1836.
(3) Mutel. — *Loc. cit.*

Il y a bien d'autres espèces, sous-espèces ou formes de Menthes qui seraient susceptibles d'être utilisées tant pour leur essence que pour l'extraction du Menthol et peut-être aussi pour leurs propriétés médicinales insuffisamment étudiées. On ignore quelle est l'espèce que les Anciens désignaient sous le nom de *Menthastrum* et à laquelle ils attribuaient de nombreuses propriétés (1). Pourtant ces espèces sont parfois très abondantes à l'état sauvage et pourraient ainsi se prêter à une exploitation lucrative.

Dans le présent travail, je vais examiner sommairement les *Mentha piperita* et *viridis* que j'étudie en ce moment au point de vue de leur culture et des variations possibles de leurs produits essentiels et ensuite les Menthes des jardins qui, avec les précédentes, me servent actuellement de sujets d'expérience quant à l'action des milieux sur leur développement et sur leurs produits.

I — Les Menthes poivrées et Menthes vertes.

Pour les uns, la Menthe poivrée est originaire des contrées septentrionales ; pour d'autres, elle viendrait de Chine. Elle se serait ensuite naturalisée dans les autres pays en s'échappant des cultures.

Elle est caractérisée par son odeur particulière et sa saveur poivrée ou camphrée ainsi que par la sensation de fraîcheur qu'elle laisse dans la bouche quand on l'a mastiquée.

Son appareil végétatif est assez caractéristique pour la distinguer de la plupart des autres espèces. Elle possède à la fois des stolons souterrains et des stolons aériens qui assurent sa multiplication et son extension naturelles, en dehors des graines. Ses tiges florales, glabres ou portant quelques poils, se dessèchent en entier à la fin de la végétation ; elles sont annuelles et ne peuvent servir à la conservation de l'individu.

Les feuilles sont pétiolées, allongées, planes et dentées, le plus souvent entièrement glabres, quelquefois velues sur les nervures de la face inférieure. Les feuilles florales sont lancéolées, étroites et plus courtes que les fleurs. Les bractées, en alène, égalent le calice tubuleux, très glabre à la base ainsi que les pédicelles.

Les fleurs sont rougeâtres ; les étamines toujours incluses ; les

(1) Les uns croient qu'il s'agit du *Mentha piperita* L. ; d'autres pensent que c'est le *Mentha rotundifolia* L., mais ils n'apportent aucune preuve à l'appui de leur opinion. Les figures, en noirs ou en couleurs, des manuscrits du Moyen-Age sont trop imparfaites pour qu'on puisse reconnaître l'espèce qu'elles ont la prétention de représenter.

inflorescences forment des épis plus ou moins obtus, courts, lâches et interrompus à la base.

La couleur de la plante est d'un brun rouge plus ou moins tirant sur le noir, suivant les formes et le milieu. La Menthe poivrée cultivée à Mitcham (Angleterre) est presque noire dans toutes ses parties, d'où le nom de Black-Mint qu'on lui a donné.

Cette espèce est aujourd'hui cultivée non-seulement en Angleterre, mais en Allemagne, aux Etats-Unis, en France, en Italie et au Japon. Dans ces divers pays, les produits qu'elle fournit sont loin d'avoir la même valeur. La moins estimée des Menthes poivrées est celle du Japon ; la plus estimée est celle de Mitcham. On attribue, à tort ou raison, la supériorité de celle-ci à la nature particulière de la variété qui dégénère ailleurs qu'en son lieu d'origine et au soin que prennent les Anglais de détruire les autres espèces de Menthes pour empêcher l'abâtardissement du type.

Quoi qu'il en soit, il semble certain que l'on a pu conserver intact, à Mitcham, le « *Black-Mint* » depuis plus de deux siècles. Les échantillons de cette variété, récoltés en cette localité par RAY et qui figurent dans son herbier conservé au Muséum de Londres, ne diffèrent pas du type actuel, ainsi que j'ai pu m'en assurer moi-même.

A Mitcham, la multiplication de la Menthe poivrée se fait exclusivement à l'aide des rhizomes qu'on plante en lignes espacées de 50 à 60 centimètres ; les pieds sont eux-mêmes espacés de 70 à 80 centimètres. On les dispose en planches, séparées par des rigoles plus ou moins profondes.

Le sol est formé par des sortes d'alluvions calcaires. Il est très meuble, perméable, fortement fumé et soigneusement entretenu. Le fumier que l'on emploie de préférence, dit-on, est celui du mouton.

La culture du *Mentha viridis* se fait dans des champs voisins, de la même manière. Cette Menthe, dite « *Spearmint* », a des rhizomes exclusivement souterrains qui sont *de couleur blanche*. Ils donnent naissance à des tiges aériennes vertes, portant des feuilles vertes sessiles ou presque, et dont le parfum, agréable, se distingue nettement de celui de la Menthe poivrée.

Dans mes cultures comparées de Rennes, cette espèce a été fortement atteinte par un Champignon, le *Puccinia Menthæ*, qui réduit considérablement la récolte. Jusqu'ici cette Urédinée a respecté la Menthe poivrée.

La distillation de ces deux espèces de Menthe se fait sur place, à l'aide des vieux alambics d'autrefois. On traite séparément chaque Menthe, si les renseignements qu'on m'a fournis à Mitcham sont exacts. Les produits sont livrés ensuite aux industriels qui se chargent d'en tirer parti.

2. Perfectionnement systématique des Menthes

Si l'on ne peut.acclimater la Menthe de Mitcham, en lui conservant ses propriétés, est-il impossible d'obtenir une Menthe française susceptible de rivaliser avec elle ou même de la dépasser ?

C'est là un problème d'une importance considérable. Il me semble qu'on peut le résoudre si l'on veut bien faire le nécessaire et entreprendre les recherches qu'il comporte avec les *moyens nécessaires* et la *continuité voulue*.

La première chose à faire, c'est de fixer le *type industriel* qui servira de base aux recherches, à la façon dont les éleveurs voulant obtenir une race fixent au préalable le standard qu'ils ont en vue et dont ils rapprochent le plus possible dans les générations successives.

La seconde, c'est d'employer rationnellement les moyens les plus propres à *provoquer* les variations du parfum, à les *orienter* dans le sens cherché, à les *consolider* et les rendre *stables* après les avoir obtenues.

Fixer le type de la Menthe française à obtenir est du domaine des industriels et je n'ai pas à m'y arrêter ici. Je me bornerai simplement à donner quelques indications sur les méthodes à employer et les recherches susceptibles de tracer la voie à ceux qui se chargeront de résoudre le problème de l'obtention du type, une fois celui-ci bien établi.

Si l'on admet, avec les Auteurs, que les formes multiples constatées chez les Menthes sont le résultat d'une hybridation naturelle avec survivance des types les mieux adaptés au milieu dans lequel le hasard les a fait naître, il va de soi qu'on pourra sélectionner ces types d'une part et de l'autre employer les croisements raisonnés pour perfectionner systématiquement les Menthes à parfum, si par ce dernier moyen on obtient des graines fertiles (1).

Les croisements seront raisonnés et non faits au hasard. La descendance des hybrides peut ou non se conformer à la loi de Mendel. Son étude doit être faite par un botaniste averti et persévérant, habitué à l'observation scientifique, connaissant à la fois

(1) Ce n'est pas certain si l'on s'en rapporte aux essais de LLOYD, qui n'a jamais récolté de graines sur les Menthes considérées comme des hybrides naturels, quand leurs parents supposés se montraient au contraire très fertiles.

les caractères dominants ou récessifs et les corrélations qui peuvent
exister entre certains d'entre eux et les essences.

De telles recherches sont fatalement très longues et très délicates;
elles nécessiteront un matériel considérable, mais ce n'est pas une
raison pour ne pas les entreprendre et les poursuivre aussi longtemps que ce sera nécessaire. L'étude des variations produites
par l'action des milieux peut conduire à des résultats plus rapides.
Si ces dernières modifications ne sont que transitoires, elles ont
quand même un gros intérêt pour la culture, puisqu'elles peuvent
augmenter les rendements et peut-être la qualité des essences.

S'il s'agit de variations durables, susceptibles de fixation par
multiplication végétative ou par graines, elles ont un intérêt plus
grand encore puisqu'elles permettront peut-être d'obtenir la
Menthe française améliorée, conforme au standard des industriels.
Il suffira de savoir les *provoquer* et les *diriger*.

Malheureusement, l'étude scientifique et pratique de l'action des
milieux ainsi envisagée n'a été jusqu'ici l'objet d'aucun travail
d'ensemble. On sait seulement, ce qui était à prévoir, que l'état
physique des sols, l'irrigation et l'éclairement ont une influence sur
la production et le développement des stolons aériens et souterrains et qu'il y a une corrélation entre le développement relatif
de ceux-ci.

Mais on n'a pas fait d'études précises sur les moyens les plus
propres à favoriser la multiplication des Menthes, sur le choix des
stolons et des parties de stolons plus ou moins riches en réserves,
sur l'hérédité des caractères particuliers résultant des conditions
de vie de la plante et, en particulier, de tous les facteurs qui
peuvent modifier le chimisme du parfum.

Depuis deux ans, j'ai fait quelques recherches sur ces points (1).
Bien que trop peu avancées pour en tirer des conclusions fermes,
j'en indiquerai ici quelques-unes à titre de premiers jalons.

J'ai planté comparativement des Menthes poivrées dans un
terrain argileux sec, à mon Laboratoire, et dans un terrain
meuble, arrosé avec de l'eau calcaire, situé à Chartres, près
Rennes. Le drageonnage des premières est resté très peu déve-
loppé tandis que celui des secondes l'était d'une façon extraor-
dinaire. C'était à tel point que j'ai pu, avec 130 pieds plantés en
1921, planter en 1922 un demi hectare de cette Menthe, sur rangs
distants de 0 m. 50, et en espaçant les pieds à 0 m. 60 environ.

L'influence de cet arrosage à l'eau calcaire s'est révélée encore
par la production de deux pieds monstrueux dont quelques tiges

---

(1) Voir Lucien DANIEL, *Recherches sur la flore d'Erquy et l'influence du
climat marin sur la végétation* (Revue bretonne de Botanique, 1921), etc.

avaient subi une torsion en spirale. Quelques stolons présentaient cette anomalie; je les ai plantés dans le jardin du Laboratoire pour voir si elle se maintiendra et quelle est la modification du parfum qui a pu l'accompagner.

Au bord de la mer, à Erquy (Côte-du-Nord), dans de la terre de jardin, la même Menthe poivrée s'est très bien développée et a donné des drageons en extrême abondance. Des différences de développement sur lesquelles je reviendrai ultérieurement se sont manifestées suivant les parties des stolons choisies pour la multiplication.

En même temps que j'étudiais l'action de l'arrosage intermittent sur le développement de la Menthe poivrée, j'ai cultivé des boutures de *Mentha sativa* comparativement dans l'eau pure et dans de l'eau contenant une solution de Knop à 3 milligrammes par litre. Ces boutures, formées par des tiges aériennes de 15 centimètres coupées à 10 centimètres du sol, ont parfaitement réussi; elles ont présenté (1921) des changements de coloration des feuilles et des variations de parfum, avec des différences considérables dans leur développement et leur morphologie.

Cette année, j'ai repris l'expérience avec le *Mentha rubra*. Comme boutures, j'ai pris des tiges aériennes aussi comparables que possible auxquelles j'avais laissé 5 à 8 centimètres de rhizomes. Le tout a été placé comparativement en deux cuves de zinc, dont l'une contenait une solution de Knop complète, l'autre la même solution sans azote.

Les plantes ainsi traitées ont moins souffert et ont donné presque tout de suite des racines. Celles-ci ont pris un développement beaucoup plus marqué dans la solution privée d'azote.

La coloration de l'appareil végétatif s'est de bonne heure modifiée. Après la reprise définitive, les tiges et les feuilles de la Menthe en solution sans azote sont restées brun-rougeâtre, mais leur teinte était moins vive que celle des témoins. Le parfum avait diminué d'intensité et était différent de celui des témoins restés dans le sol.

Chez les pieds poussant en solution nutritive complète, la coloration s'était modifiée plus encore et plus vite. Les tiges et les feuilles ont pâli de bonne heure et pris une teinte verte; toutes les pousses nouvelles de la tige principale sont devenues jaune clair et à l'aisselle des feuilles de chaque nœud se sont développées de jeunes pousses de même couleur quand il y en avait à peine dans les plantes manquant d'azote et pas du tout chez les témoins. Le parfum était changé et plus diminué que chez les plantes bouturées dans la solution dépourvue d'azote.

Dans ce cas particulier, il y a eu, semble-t-il, une corrélation entre l'intensité de la coloration de l'appareil végétatif et celle du parfum. Il y aurait lieu de rechercher si cette corrélation se retrouve chez d'autres espèces de Menthes ou s'il existe d'autres corrélations de caractères permettant de prévoir les variations des essences.

D'autres expériences sont en cours sur l'action, opérations d'horticulture, des sols, des climats, de l'éclairement et de la température. Tous ces facteurs ont une influence sur la nature et le rendement des essences, ainsi que j'ai pu le constater déjà, malgré l'exiguité des ressources dont j'ai disposé jusqu'ici.

Quoi qu'il en soit actuellement de l'amplitude et par suite de la valeur pratique de ces variations, elles suffisent à montrer combien il est nécessaire d'étudier la biologie des Menthes, si l'on veut arriver systématiquement à obtenir la *Menthe française perfectionnée*, répondant à tous les desiderata des industriels et des cultivateurs et à maintenir ensuite avec toutes ses qualités essentielles dans le milieu qui l'aura vue naître.

L. DANIEL,
Professeur de Botanique agricole à la Faculté
des Sciences de Rennes.

LES MENTHES CULTIVÉES.

Notes économiques.

Les nombreuses espèces et variétés du genre *Mentha* habitent les régions tempérées et subtropicales des deux mondes Lorsque ces plantes vivent en peuplements denses ou simplement au voisinage les unes des autres, elles s'hybrident très facilement. C'est ainsi qu'il existe actuellement un véritable chaos de formes intermédiaires, que certains auteurs ont considéré comme des espèces ; on comprend dès lors que la classification des Menthes soit particulièrement difficile.

Toutes les Menthes exhalent de toutes leurs parties, spéciale-•ment par les feuilles et les inflorescences, une odeur forte, pénétrante, très agréable, due à la présence d'une huile essentielle contenue dans les poils glanduleux disséminés à la surface de ces organes. C'est la présence de cette huile essentielle, de composition variable suivant les espèces, les formes même et de plus suivant la nature du sol, l'exposition et la latitude, qui a fait utiliser en droguerie, en parfumerie et en confiserie toutes ces plantes dont la valeur commerciale est très différente, on le conçoit aisément.

Les Menthes que l'on utilise principalement en herboristerie et en distillerie sont les suivantes : la Menthe poivrée (*Mentha piperita* Huds.), la Menthe verte (*Mentha viridis* L.), la Menthe Pouliot (*Mentha Pulegium* L.), la Menthe crêpue (*Mentha crispa*), la Menthe des champs (*Mentha arvensis* L.) et la Menthe des bois (*Mentha silvestris* L.).

La plus riche en essence et la plus estimée des parfumeurs pour sa finesse et, par conséquent, la plus recherchée est la Menthe poivrée ou Menthe anglaise, car on la croit originaire d'Angleterre.

** **

La Menthe poivrée (*Mentha piperita* Huds.) est considérée par certains auteurs comme une espèce, mais il semble que les systématiciens actuels sont d'accord pour en faire un hybride résultant

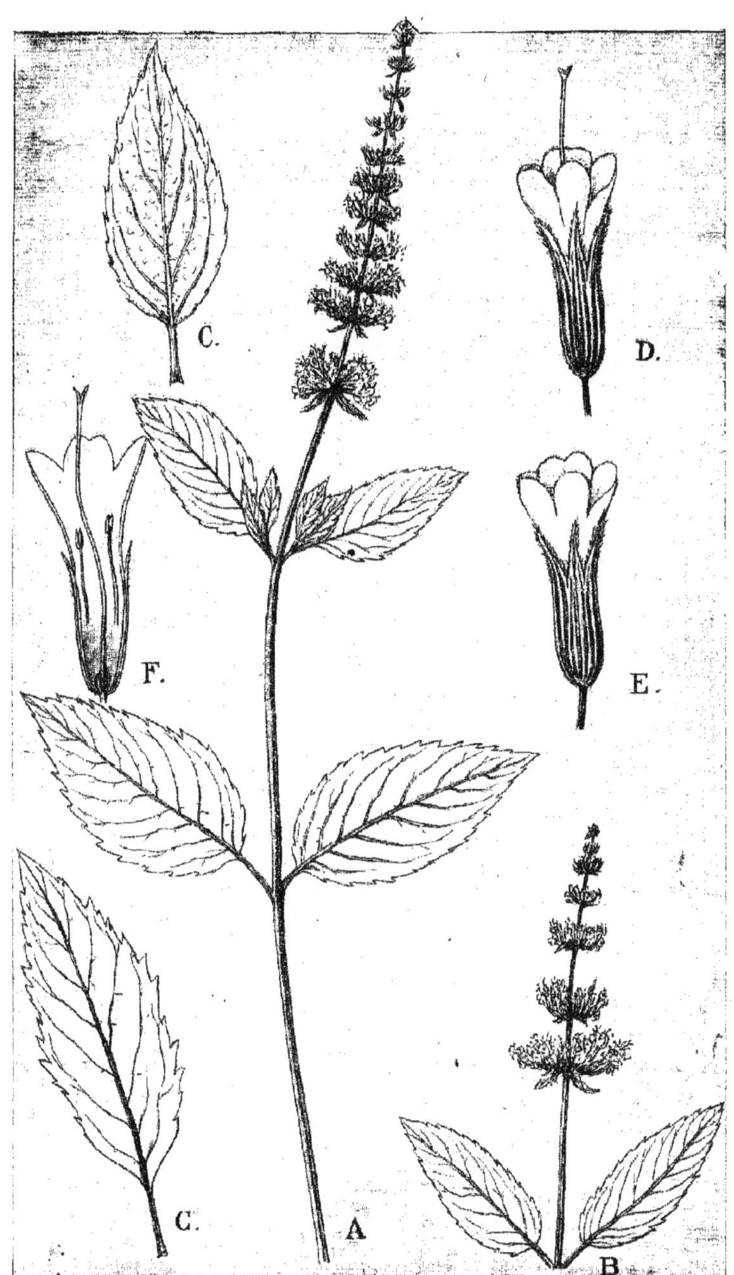

Mentha piperita forma *pallescens* Camus.

A, Sommité d'un axe principal. Gr. nat. ; **B**, Sommité fleurie d'un axe laté-
ral. Gr. nat. ; **C**, Feuille face inférieure. Gr. nat. ; **C'**, Feuille face supériure ;
D, Fleur avec le style. Gross. × 8 ; **E**, Fleur dont le style a été enlevé.
(Gross. × 8 ; **F**, Coupe grossie de la fleur montrant les étamines incluses
(D'après A. et E.-G. Camus).

du croisement du *Mentha viridis* (Menthe verte) avec le *M. aquatica* (Menthe aquatique).

L'étude anatomique très soignée de A. et E.-G. CAMUS confirmerait cette manière de voir ; en effet, ces deux auteurs ont trouvé qu'en outre des caractères morphologiques, le *Mentha piperita* possède dans la structure interne de la tige et de la feuille des caractères intermédiaires entre ceux du *M. viridis* et ceux du *M. aquatica*.

La Menthe poivrée présente plusieurs variétés. Nous n'étudierons ici que deux d'entre elles, les plus recherchées pour leur teneur en essence et pour la finesse de celles-ci.

La première variété, **Menthe poivrée blanche**, est cultivée non seulement en France, mais en Angleterre et en Amérique, sous le nom de « **white mint** » ; la deuxième ou **Menthe poivrée noire** porte le nom dans ces deux pays de « **black mint** ».

D'après la nouvelle nomenclature, le « white mint » correspond au *Mentha piperita* var. *officinalis*, forma *pallescens* Camus, et le « black mint » correspond au *Mentha piperita* var. *officinalis*, forma *rubescens* Camus.

La variété « white mint » est caractérisée par les tiges vertes ainsi que les feuilles, par le calice presque entièrement glabre dont les dents sont munies de poils plus nombreux vers leur sommet. Les inflorescences sont en épis plus ou moins interrompus à leur base, plus longs sur les rameaux principaux (Pl. I) (1).

La variété « black mint » est caractérisée par des tiges lavées plus ou moins de pourpre ainsi que les feuilles, par le calice glabre à la base, glabrescent au sommet, à dents munies de poils un peu plus nombreux que dans l'autre forme. Les inflorescences des rameaux latéraux sont le plus souvent en capitules (Pl. II).

En Angleterre et en Amérique, on cultive aussi la **Menthe verte** (*Mentha viridis* L.) appelée « **spearmint** », pour l'extraction de l'essence qui est officinale (Pl. III).

En France, cette plante est souvent cultivée sous les noms de **Menthe verte, Menthe Notre-Dame, Menthe romaine, M. des jardins**.

CULTURE DE LA MENTHE POIVRÉE.

Par ses propriétés précieuses, la Menthe a attiré l'attention de l'homme, qui l'utilise depuis les temps les plus reculés.

---

(1) Les clichés des planches nous ont été aimablement prêtés par la Maison Roure-Bertrand, de Grasse.

Actuellement, on cultive surtout la Menthe poivrée et les principaux pays producteurs sont : les Etats-Unis, l'Angleterre, le Japon. Cette plante est cultivée sur une échelle moins grande en France, en Italie, en Allemagne, en Chine, dans le sud des Indes et en Russie.

1. Culture de la Menthe en France.

En France, on cultive surtout la Menthe poivrée d'origine anglaise. C'est particulièrement dans le département de Vaucluse que l'on s'attache à la culture du « black mint » ; dans les autres régions, on cultive aussi le « white mint » qui donne, paraît-il, une essence plus fine. Jadis, la culture de la Menthe était limitée à Grasse, mais, depuis 1905, elle s'est étendue dans la vallée du Var jusqu'à Entrevaux. On plante actuellement la Menthe dans le Vaucluse, la Haute-Garonne, les Basses-Alpes et dans les Alpes-Maritimes Le centre le plus important de la production est Villeneuve-Loubet dans les Alpes-Maritimes et ce seul département produit environ 1.500.000 à 2.000.000 kg. de Menthe distillée à Grasse et donnant 3.400 à 4.000 kg. d'essence. De beaux champs de Menthe existent à Milly (Seine-et-Oise), à Sens (Yonne), dans le Cher (Auron), dans l'Oise, etc. ; les cultures de Houdan sont en voie de disparition.

La Menthe se plaît dans les terrains frais, arrosables, meubles, argilo-calcaires, riches en humus. Dans les terrains trop humides, les feuilles et les tiges sont souvent attaquées par une rouille.

La Menthe poivrée a la tendance d'émettre au niveau du collet des rameaux rampants (stolons). Ces rameaux, au contact du sol et surtout à l'endroit des nœuds, émettent des racines adventives qui s'enfoncent profondément, et, après avoir rampé sur une certaine longueur dirigent leur extrémité végétative en l'air, se ramifient à l'extérieur et se développent entièrement jusqu'à la floraison. Par ce mode de croissance, *chaque plante tend continuellement à s'étendre et à envahir les terrains environnants*. Avec l'approche de la saison hivernale, la plante aérienne meurt ; *seuls restent vivants les rejets enracinés* qui peuvent vivre avec leurs propres racines dès que la partie basale, qui les relie à la plante mère, se dessèche et se décompose, de sorte qu'une *seule plante donne naissance à plusieurs individus disposés en cercle autour de la plante mère*.

Il est donc facile de profiter de ces qualités spéciales pour la culture et la multiplication de cette plante et de ses variétés. On

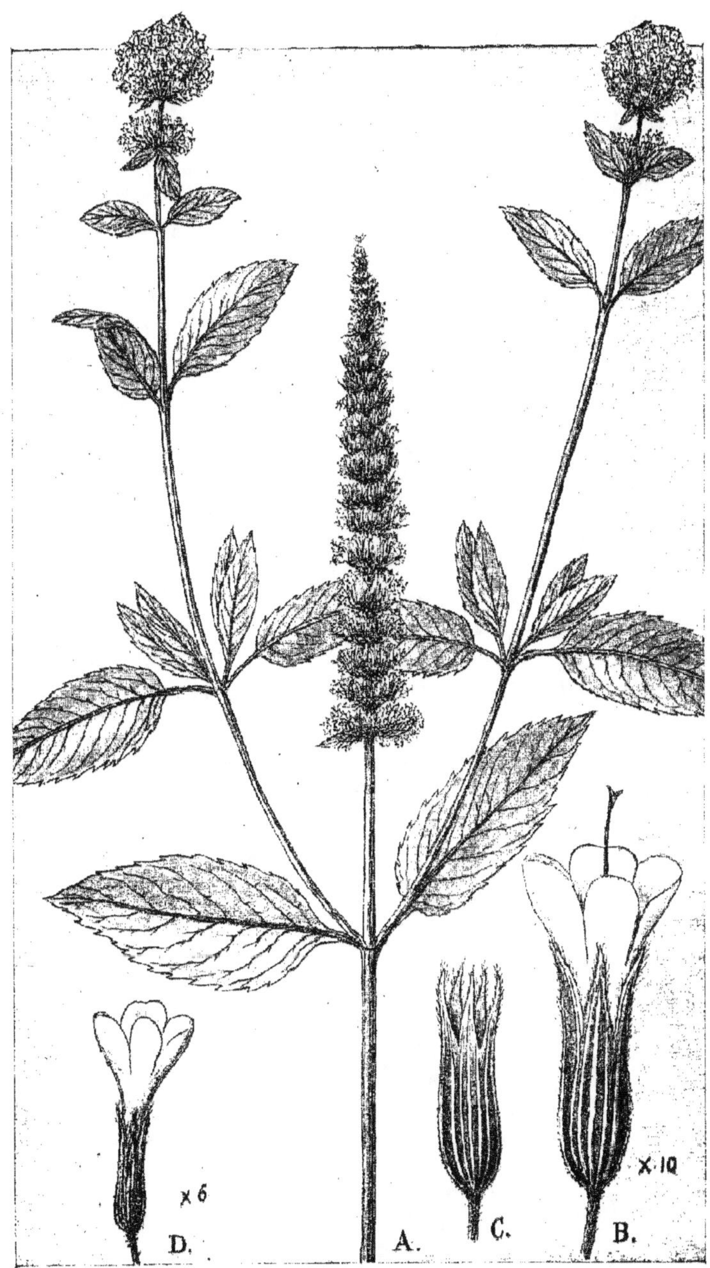

Mentha piperita forma *rubescens* Camus.

A, Sommité fleurie munie d'inflorescence principale en épis et d'inflorescences secondaires en capitules. Gr. nat. ; **B**, Fleur. Gross. × 10 ; **C**, Calice. Gross. × 10 ; **D**, Fleur dépourvue de son style. Gross. × 6 (D'après A. et E.-G. Camus).

multiplie les Menthes par éclats de rhizomes, cette opération se fait généralement en octobre (environs de Paris), pendant le repos végétatif. On peut également planter les Menthes au printemps (Alpes-Maritimes), mais alors il faut prendre de grandes précautions pour ne pas détériorer les jeunes bourgeons qui se forment au début de printemps.

La plantation se fait à la herse en sillons de 3 cm. de profondeur dans lesquels on étale soigneusement les plants de Menthe. Ses lignes sont disposées à 15-20 cm. de distance les unes des autres ; la terre du 2e rayon sert à recouvrir les plants du premier et ainsi de suite. On peut également préparer le terrain à la charrue, surtout lorsqu'il s'agit de grandes surfaces.

Dans la plaine de Pégomas (Alpes-Maritimes), on partage le terrain à cultiver en planches de longueur variable et de 5 à 10 m. de largeur. Ces planches qui sont séparées par des rigoles de distribution sont plus étroites dans le Centre et le Nord de la France, 1 m. 75-2 m. 50 pour l'irrigation par infiltration. Comme on voit, la plantation se fait très serrée dans le but d'obtenir des champs très homogènes ce qui facilite la récolte.

Les binages et les sarclages se font obligatoirement à la main, car il est impossible de passer la bineuse qui arracherait les jeunes drageons.

A la fin de la 2e année, après la 2e coupe, on recouvre le champ de Menthe de fumier et ensuite on laboure de manière à le retourner complètement On laisse ce labour ensuite tel que, jusqu'au printemps. A ce moment, on herse le champ et on roule soigneusement avant le début de la végétation. Certains cultivateurs renouvellent leur plantation tous les 3 ou 4 ans. Dans les Alpes-Maritimes, on renouvelle la culture tous les deux ans ou tous les ans.

La Menthe exige de l'engrais en abondance ; au fumier, on doit ajouter les engrais chimiques tels que le nitrate de soude et le superphosphate minéral, que l'on répand à la volée au printemps.

Par son exigence pour le terrain, la fumure et les soins culturaux, la Menthe doit être assimilée aux plantes de culture sarclée. Dans une rotation de 4 ans, comprenant une culture sarclée, deux de froment, avec une culture interposée de trèfle, la Menthe peut prendre la place de la culture sarclée, ensuite succéder à la 2e de froment et suivie d'une autre de froment qui devient la première de la nouvelle rotation.

La préparation du terrain diffère suivant le tour occupé par la Menthe dans la rotation de l'assolement. Si la Menthe occupe le premier tour, le labour doit être plus profond afin d'empêcher le terrain de se dessécher.

Dans les Alpes-Maritimes, on fait succéder la Menthe poivrée au Géranium ou au Tabac.

Comme la Menthe exige un sol frais, on doit veiller à ce qu'il soit à l'état d'humidité suffisante. Dans le Midi, on donne de l'eau dès le 15 mai, puis tous les huit ou dix jours. Lorsque les pieds ont atteint un développement normal, on arrose au moins trois fois par semaine : l'absorption de l'eau favorise la production d'une grande quantité de matière verte ; en outre, l'humidité rend les tiges plus tendres, ce qui facilite le fauchage.

On arrose généralement (ROLET) quinze jours avant la coupe pour augmenter le poids ; les acheteurs n'y tiennent évidemment pas. En Angleterre, les cultures de Menthe poivrée sont entourées par des canaux pleins d'eau en été, qui, par infiltration, permettent aux plantes de ne pas souffrir de la sécheresse ; dans ces canaux, les Anglais cultivent le cresson. En Italie, l'irrigation n'est pour ainsi dire pas pratiquée, mais les Italiens choisissent pour la culture de la Menthe des terrains frais, dans le voisinage des cours d'eau.

Une publication récente (*Parfum. Mod.*, 1922, n° 3, p. 42) signale les résultats satisfaisants obtenus dans quelques essais de culture de la Menthe poivrée dans le Vaucluse et M. ZACHAREVICZ, Directeur des Services Agricoles de ce département, conseille de donner de l'extension à cette production.

Les terrains des « paluds » où on cultivait autrefois la Garance conviennent bien à la Menthe. Ce sont des sols de nature argilocalcaires, profonds, frais, riches en humus, s'effritant facilement sous l'action du gel et du dégel.

D'une manière générale, on laisse la Menthe en place deux ans bien qu'elle puisse rester de 4 à 6 ans ; mais, après une culture de deux ans, le rendement en matière verte et en essence diminue. Dans les Alpes-Maritimes, on laisse la Menthe un an, dans le Centre de la France jusqu'à 4 ans, en Angleterre de 3-5 ans.

Les méthodes de culture préconisées par M. ZAKAREWICZ sont les suivantes : défoncer le terrain de 30-40 cm. en hiver, régulariser la surface par un coup de griffon (griffe-sarcleuse) en incorporant à l'hectare : 300 kilos de chlorure de potassium et 400 kilos de superphosphate de chaux 18/20.

Fin mars, ou commencement avril, après la plantation, répandre en couverture un mélange de 300 kilos de plâtre et 300 kilos de nitrate de soude, puis donner un binage, pour enterrer ces engrais.

La plantation a lieu en février, en employant des éclats de pied que l'on place en lignes de 15 à 18 cm. de distance. Toutes les quatre rangées, on laisse un espace de 30-35 cm. qui doit servir de

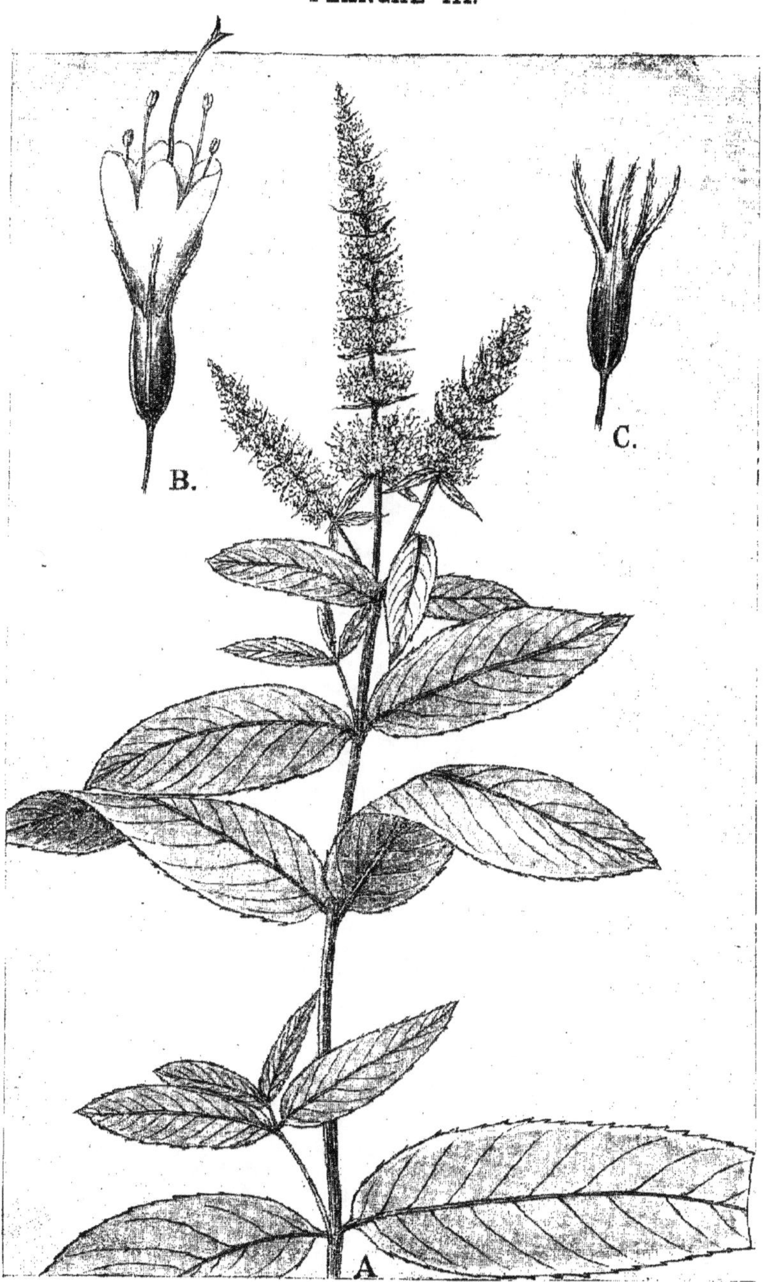

Mentha viridis L.

A, Sommité fleurie d'un axe principal. Gr. nat. ; **B**, Fleur. Gross. × 10 ;
C, Calice. Gross. × 10 (D'après A. et E.-G. Camus).

passage pour les sarclages. Ces vides facilitent aussi l'aération de la culture. De plus, comme la culture de la Menthe dure deux ans, on prélève dans ces espaces la terre pour couvrir les plantes et les protéger contre le froid.

Dans le département de Vaucluse, on donne trois sarclages à la main au cours de la végétation.

On fait deux récoltes, l'une en juillet, l'autre en septembre, moins importante et le rendement peut atteindre 20.000 à 35.000 kilos par hectare, mais la moyenne est de 10.000 à 12.000 kilos.

On admet que 500 kilos de matière verte, tiges et feuilles, peuvent fournir à la distillation. 1 kilogr. d'essence.

Le Dr CHEVALIER (*Bull. Sc. pharmacol.*, 1917, p. 54) compte 330 lignes à l'hectare, 500 plants à la ligne, ce qui fait 165.000 plants à l'hectare.

Comme engrais le même auteur conseille (1) :

Pour la 1re année :

100.000 kilos de fumier ou gadoue.
200 kilos de nitrate.
1.000 kilos de superphosphate.

Pour la 2e année :

500 kilos de fumier épandu avant l'hiver.
500 kilos de superphosphate.
200 kilos de nitrate.

Après la récolte, pour utiliser les engrais inabsorbés, on fait une culture dérobée de navets, haricots, épinards.

2. — Culture de la Menthe poivrée en Angleterre.

Le principal centre de culture de la Menthe en Angleterre se trouve à Mitcham, petit bourg du Comté de Surrey, à quelques lieues de Londres. Des cultures moins importantes existent dans le Hertfordshire et Bedfordshire au Nord de Londres, dans le Lincolnshire, dans le Kent dans le sud-est et à Suffolk dans l'est.

La Menthe poivrée est également cultivée à Carshalton, Caterham, Sutton, Beddington, Croydon, Ewel, Wallington et des cultures importantes existent aussi à Hitchin.

La culture de la Menthe, à Mitcham, date du milieu du XIXe siècle. Jusqu'en 1905 il n'existait pas d'alambic à Mitcham et toutes les récoltes étaient dirigées sur Londres pour la distillation. C'est vers 1850 que l'industrie de la Menthe a atteint son apogée ; à

(1) A l'hectare.

cette époque la concurrence américaine commençait à se faire sentir et a entraîné une diminution de la production anglaise d'essence de menthe.

MÉTHODES DE CULTURE DE LA MENTHE EN ANGLETERRE

La Menthe poivrée cultivée en Angleterre et notamment à Mitcham donne un essence, dite « Mitcham », qui est considérée comme supérieure à toutes les autres et jouit d'une réputation universelle en raison de sa finesse.

Dans ce pays, la Menthe poivrée est cultivée dans des terrains humides, même marécageux, argilo-calcaires, bien abrités contre le vent. C'est surtout la variété « blak Mint » que l'on cultive ; le « white Mint » n'existe qu'à Mitcham et également à Hitchin.

A la suite d'un labour profond et d'une forte fumure en hiver, on plante au printemps (mai) les jeunes rejets, longs d'environ 10 cm., en les disposant dans des rangées ou en quinconce (DANIEL). Les plants reprennent vite.

On utilise comme engrais les superphosphates, la potasse, le nitrate de soude du Chili, que l'on répand sur le terrain à la volée.

Les soins culturaux consistent en sarclages fréquents, qu'on effectue à la main. Il est impossible de faire cette opération à la charrue, qui arracherait et blesserait les rejets qui se forment autour de la plante en grande abondance.

La récolte commence à la fin d'août ou au commencement de septembre, lorsque les feuilles prennent une coloration rouge. La première année, on emploi la faucille ; la deuxième et 3e année, on se sert de la faux.

Les plantations de Menthe restent au même endroit, 4 ou 5 ans environ, après quoi il faut les changer de terrain.

La variété « black Mint » est plus vigoureuse, moins sujette à la rouille et plus productive que la « white Mint ». Cette dernière variété, qui cependant produit une essence plus fine, est rarement cultivée sur une échelle commerciale, car non seulement elle résiste mal au climat, mais elle donne un rendement inférieur en huile essentielle.

Le « black Mint » donne une essence moins fine, contient moins d'ethers et une proportion plus faible de menthone.

3. — Culture de la Menthe poivrée en Amérique.

La Menthe poivrée est cultivée aux Etats-Unis où elle fut introduite d'Angleterre il y a de nombreuses années.

C'est pour cette raison qu'on lui a donné le nom de Menthe américaine « State Mint ».

Cette plante est actuellement naturalisée dans beaucoup de régions des Etats-Unis de l'Est. On la rencontre dans les terrains humides des Etats de New-England jusqu'au Minnesota et au Sud jusqu'à la Floride et le Tenessee.

Le principal centre de culture des Etats-Unis se trouve à Wayne-Country, dans les environs de New-York, où les premières cultures prirent naissance vers 1816. La culture de la Menthe s'est étendue à Ashtabula Geanya et dans les comtés de Cuyahoya dans l'Ohio ainsi que dans le nord de l'Indiana et le Michigan au Sud-Ouest. Les terrains consacrés à la culture de la Menthe dans le Michigan se sont constamment accrus et l'Indiana septentrionale avec ses principaux centres de production des comtés St-Joseph, Stenben et La Grange continue à placer sur le marché une quantité considérable d'essence.

Outre la Menthe poivrée (*Mentha piperita* L.), type, on cultive pour la distillation les deux variétés de cette espèce : « black Mint » et « white Mint », que nous avons déjà signalées.

La culture de la Menthe poivrée se fait aux Etats-Unis dans des terrains humides, jadis marécageux, actuellement améliorés par drainage, labourage et culture. La végétation des marécages fut ainsi détruite et a fourni un humus noir, convenant à la culture de la Menthe. Dans ces terrains, la Menthe peut être cultivée pendant six ou sept ans.

Après chaque récolte la terre est labourée et les rejets retournés pour former une nouvelle culture pour l'année suivante. Le terrain est hersé en automne, au printemps et soigneusement sarclé.

Dans le Michigan, le terrain est labouré en automne, on herse de bonne heure au printemps et on fait des sillons distants environ de 90 cm.

Les ouvriers, chargés de la plantation de la Menthe, portent les rhizomes dans des sacs sur leurs épaules et les placent à la main dans les sillons en les couvrant avec un pied et avec l'autre tassant la terre dessus. Les rhizomes sont plantés assez serrés dans le sillon pour faire une ligne continue.

Les jeunes plants apparaissent au bout de quinze jours ; à ce moment, on les sarcle soigneusement et on enlève les mauvaises herbes. En juillet et août, les plantes donnent tant de rejets que les touffes se touchent.

C'est vers la seconde partie du mois d'août, lorsque la plante est en pleine floraison que se fait la première récolte. Si à ce moment les champs de Menthe sont envahis par les mauvaises herbes, il est *absolument indispensable de les extirper*, car distillées avec la Menthe elles nuiraient à la qualité de l'essence. La cueillette continue jusqu'à mi-septembre. Les alambics marchent jour et nuit jusqu'à ce qu'on ait épuisé toute la récolte. La première récolte est coupée à la faux, car les faucheuses mécaniques ne fonctionnent pas bien sur des terrains mous. Les récoltes suivantes sont coupées par des machines mécaniques ou moisonneuses.

Le plus fort rendement à l'hectare et la meilleure qualité de l'essence sont fournis par la récolte de la 1re année. Si le temps est favorable, on peut faire une 2e coupe.

Le rendement d'un champ de Menthe en essence varie beaucoup. Les conditions atmosphériques semblent exercer une influence sur le rendement en essence et les cultivateurs américains disent que la Menthe coupée après une nuit chaude et humide donne plus d'essence que celle qui est récoltée après une nuit fraîche et sèche.

Un acre (40 ares environ), fournit environ 12 à 50 livres d'essence (5 kg.,500-22 kg.,700).

Si la récolte de Menthe a été faite sur un sol marécageux, on se contente de labourer la terre et de retourner les rejets, après la moisson pour produire une nouvelle récolte. Si on cultive la Menthe en pays montagneux, le labour se fait après la 2e et généralement la 3e année.

Après avoir fauché les plantes, on les place en rangées afin de les faire sécher sans attendre toutefois que les feuilles deviennent cassantes. On les porte ensuite à la distillerie.

M. Todd pense que la dessiccation ne diminue pas le rendement en essence ; de plus, les plantes sèches peuvent être distillées trois fois plus vite que les plantes fraîches et l'on peut en extraire une plus forte quantité d'essence. On réalise également une économie de transport qui n'est pas à dédaigner.

Chez quelques cultivateurs comme M. Todd et Cie qui possèdent des fermes-modèles, une partie des plantes épuisées est séchée et on l'emploie à la nourriture des bestiaux ; ce déchet de distillation présente une valeur considérable comme fourrage.

On laisse le reste des Menthes distillées se consommer et on les enfouit dans la terre comme engrais.

M. Todd et Cie est l'une des plus grandes fermes productrices de l'essence de Menthe : ses plantations comprennent environ

1.456 hect, 81 a. à Mentha et Campania dans l'Etat de Michigan. Les travaux exécutés dans les champs demandent normalement 300 hommes, 80 chevaux et 12 tracteurs environ.

A Mentha il existe un grand jardin d'expérience confié aux soins d'experts où on étudie particulièrement la sélection et la propagation des variétés de Menthe poivrée et verte d'un arôme exceptionnellement fin ; 56 variétés différentes de Menthe y ont été obtenues.

Deux fermes possèdent des villages bien organisés et complètement équipés avec des logements confortables pour hommes mariés, des pensions bourgeoises et des dortoirs pour hommes seuls, un éclairage central et de l'eau, des écoles, des salles de spectacle, etc.

La méthode habituelle de culture de la Menthe dans ces fermes consiste à préparer la prochaine récolte en arrachant les plants au premier printemps et en les plaçant dans des sillons peu profonds, distancés de 1 mètre environ et dans un terrain bien préparé. La plantation est entretenue en bonne culture et sans aucune mauvaise herbe. En été, lorsque la plante se trouve en pleine floraison, on coupe la Menthe à la main et on la distille à la vapeur.

Souvent on fait une deuxième récolte de la même plantation en labourant tardivement en automne, à une profondeur de 10 à 12 cm., les champs plantés au printemps précédent.

La récolte vieille de deux ans pousse comme du foin ; on la coupe avec une faucheuse ordinaire, ensuite on la traite comme la récolte précédente.

4. Culture de la Menthe poivrée en Italie.

En Italie, jusqu'au milieu du siècle dernier, la culture de cette plante se faisait seulement dans les potagers et les jardins, ce n'est que plus tard qu'elle fut pratiquée en plein champ dans quelques parties du Piémont et de la Province de Padoue.

Actuellement, il existe des cultures au Piémont dans les communes suivantes : Azeglio, Alpignano, St-Antonino, Bussoleno, dans la vallée de Suze et surtout à Pancalieri, à Lombriasco, Vigone et Villefranca, dans les environs de Pinerollo, Carmagnola, Campagneno et Seretto de Carignano, dans les environs de Turin. Dans ce dernier endroit, les premières cultures datent d'une quarantaine d'années, grâce à l'initiative du pharmacien Casasco et à celle de l'herboriste Ulrich, de Turin.

A la suite des bons résultats obtenus par ces premières tentatives, la culture de la Menthe fut continuée sur une plus vaste échelle dans la commune de Pancalieri.

En 1920, dans les communes de Vigone, Pancalieri, Villafranca, Polonghera, Lombriasco, Casalgrasso et Modoretta, on a cultivé 600 hectares, produisant 100.000 quintaux de Menthe qui ont fourni 25 à 27.000 kg. d'essence.

En Italie, la plantation se fait à partir de la dernière décade d'avril jusqu'à la mi-mai.

Les plants sont mis en place dans des bandes de terrain larges de 3 m. et séparées par des sillons de 40 cm., en files longitudinales distantes de 25 cm. à 30 cm. et à 10 à 15 cm. d'écartement, de sorte que chaque bande renferme 8 à 10 files et chaque hectare 500.000 à 750.000 plants.

La mise en place des plants se fait à l'aide de la pioche ; on utilise aussi la machine Planet qui permet d'exécuter la plantation plus rapidement et en épargnant considérablement la main-d'œuvre.

L'arrachage des mauvaises herbes commencent une quinzaine de jours après la plantation et on le répète 5 ou 6 fois. Les sarcloirs Planet sont déjà en usage.

Les terrains utilisés en Italie pour la culture de la Menthe sont meubles, frais et profonds, très riches, comme ceux qui sont destinés à la culture potagère

Comme engrais, on recommande les suivants :

	Quintaux par hectare
Superphosphate minéral.................	2.00
Sulfate d'ammoniaque..................	4.50
Chlorure de potassium	3.00
Chaux...............................	4.00

Cet engrais doit être répandu sur le terrain au moment où on exécute les travaux préparatoires pour la plantation.

Comme ailleurs, la récolte de la Menthe commence au moment de la pleine floraison, vers la deuxième décade d'août.

La récolte se fait aussi à la faux ou à l'aide de grosses cisailles.

On fauche le matin, dès la disparition de la rosée ; on arrête pendant les heures les plus chaudes de la journée et on reprend après 15 h. jusqu'au soir. On porte aussitôt à la distillerie et pour faciliter ce transport on fait des bottes de 4 à 5 kg.

Autrefois, les récoltes étaient exportées pour la distillation ; actuellement, on distille la Menthe fraîche sur les lieux de production ; les travaux de distillation durent environ 15 à 30 jours, ils commencent dans la première dizaine d'août et se terminent à la fin du même mois ou dans les premiers jours de septembre. Avant d'introduire les bottes de Menthe dans l'alambic, on enlève les mauvaises herbes et on coupe les gerbes à la base, en enlevant environ 15 à 20 cm., car les tiges renferment très peu d'essence.

D'une manière générale, on compte qu'il faut 500 kg. de plantes vertes dont les bases sont déjà réduites de 20 cm. pour obtenir un kilogramme d'essence. En moyenne, la quantité d'essence obtenue représente 2 $^0/_{00}$ de matière verte distillée. Une bonne culture de Menthe d'une étendue d'un hectare fournit 150 à 225 quintaux et plus de plantes fraîches et une production moyenne de 175 quintaux.

En Italie, la récolte se vend à une distillerie quelques jours avant le commencement de la récolte sur présentation d'un échantillon.

5. Culture de la Menthe au Japon.

Au Japon, la Menthe poivrée aurait été connue antérieurement à Jésus-Christ; mais. actuellement, on y cultive le *Mentha arvensis* v. *piperascens* Briquet, différente de la Menthe poivrée non-seulement au point de vue botanique, mais aussi par la saveur et l'odeur.

Cette plante est cultivée spécialement au nord de Yokohama et dans la province de Bingo-Bitschiu ; le centre principal de production est la province d'Uzen située au N.-E de l'île de Hondo.

L'essence, extrêmement riche en menthol (70-80 $^0/_0$ dont environ 65-85 $^0/_0$ est à l'état libre), donne lieu à une vaste industrie d'extraction du menthol.

En 1919, le Japon a produit 11.804 kg. d'essence de Menthe. Pour sa propre consommation, le Japon utilise environ 3.405 kg. de menthol, tandis que la consommation annuelle en Europe atteint environ 20.000 kg.

6. Culture de la Menthe poivrée en Allemagne.

En Allemagne, on cultive surtout la Menthe poivrée. Les cultures les plus importantes se trouvent dans la Thuringe, à Cölleda, dans le Palatinat, et à Miltitz, près de Leipzig. Dans ces pays, c'est en octobre que l'on déterre les racines et les rejets pour la transplantation dans un autre terrain ; l'été suivant, on fait deux récoltes ; la première coupe se fait à partir de la mi-juillet à fin juillet et fournit la meilleure qualité ; la deuxième a lieu au milieu de septembre.

La première récolte consiste seulement en feuilles destinées pour la droguerie, la deuxième sert exclusivement à la distillation d'essence.

A Miltitz, on récolte depuis le début de juin jusqu'à fin septembre. De petites cultures existent à Erfurt, Gotha, Iéna, Quedlinburg, Ballenstedt, Gernrode, Rieden, Westerhausen (dans le Harz), Ringleben et Walschleben, des cultures plus fortes se trouvent à Gnadenfrei, en Silésie.

Dans le Palatinat, notamment à Freisbach, les cultures de Menthe couvrent 600 ares de terrain, à Gommersheim, 900 ares.

La culture de la Menthe est considérée comme très rémunératrice.

7. Cultures de la Menthe en Autriche.

Les principales cultures de Menthe se trouvent à Korneuburg où on cultive surtout les *Mentha piperita, crispa, viridis* et *Mentha canadensis* var. *piperascens*. En Hongrie, on cultive également la Menthe poivrée type, notamment à Csari dans la Neutra, à Boos près de Presbourg (1), Privigye, Mako, Nadudvar, Gerendas, Eger et ailleurs.

En Moravie, près de Prossnitz et dans diverses localités de la Bohême, ainsi qu'en Galicie et en Croatie, on cultive aussi la Menthe poivrée. On a fait des essais de Menthe en Dalmatie, mais l'essence obtenue a une odeur de Menthe Pouliot.

8. Culture de la Menthe en Russie.

Les principaux centres de culture de la Menthe en Russie se trouvaient dans le gouvernement de Jaroslav, à Rostov, dans le gouvernement de Toula, dans les gouvernements de Voronège, Saratov, Orel, Cherson, Tambov et près de Kazan. On cultive surtout la Menthe poivrée. Dans les environs de Rostov, on cultive également le *M. crispa* et *M. viridis*.

(1) Aujourd'hui en Tchécoslovaquie.

9. Influence des conditions culturales et climatiques sur la production et la qualité de l'essence de Menthe poivrée.

La valeur de l'essence de Menthe dépend beaucoup de sa composition qui présente de grandes variations.

Afin d'expliquer ces variations, le Ministère de l'Agriculture des Etats-Unis a chargé M. Frank RABAT d'étudier l'influence du sol, du climat, de la lumière et des gelées sur la composition de l'essence. Voici ses principales conclusions :

La plus grande quantité d'essence est fournie par les feuilles et les fleurs.

La formation des éthers et du menthol a lieu le plus facilement et le plus promptement dans les feuilles et sommités fleuries ; et l'activité est d'autant plus grande qu'on se rapproche de la maturité de la plante.

Le rendement en essence distillée des plantes fraîches semble diminuer à l'approche de la maturité ; plantes en boutons : $0,14\,^0/_0$; plantes en fleurs : $0,132\,^0/_0$; plantes portant des fruits : $0,114\,^0/_0$.

Les feuilles seules, distillées fraîches, ont donné 0,203 % quand la plante était en boutons ; 0,303 quand elle portait des fleurs ; $0,120\,^0/_0$ lorsqu'elle portait des graines.

Le pourcentage d'acétate de menthyle dans l'essence augmente à mesure que l'on approche de la maturité ; il varie dans la *Menthe* en boutons floraux de $6,72\,^0/_0$ à 16,62 ; dans la *Menthe en fleurs*, de 7,07 à 14,5, et, dans la *Menthe en état de fructification*, de 12,37 à 20,86.

Les sols légers, sableux ou sablo-argileux (1) semblent les plus favorables à la production d'une essence de bonne qualité.

Si on fait sécher complètement les plantes avant la distillation, il en résulte une perte considérable en essence.

L'influence de l'ombre entraîne une diminution d'éthérification et de la formation du menthol, et cela est dû, probablement, à la diminution de l'élimination de l'eau par la plante.

L'action des gelées augmente notablement l'éthérification et la formation du menthol.

L'acidité libre et la teneur en éthers de l'essence distillée de plantes sèches sont considérablement plus élevées que dans l'essence tirée de plantes fraîches.

(1) On a vu d'autre part que la présence d'une certaine quantité de calcaire est indispensable à la bonne croissance de la plante.

La dessiccation préalable détermine des changements favorables à l'éthérification et le pourcentage du menthol libre et du menthol total dans les essences distillées de plantes sèches se trouve aussi uniformément élevé.

Distillation. — En Angleterre, la distillation se fait avec le plus grand soin ; avant de distiller la Menthe, on la trie pour rejeter les mauvaises herbes et on la laisse se faner un peu sur le terrain.

L'alambic est chauffé à feu direct et contient de l'eau sous la grille du fond. Les charges sont, d'ordinaire, de 225 kilogrammes de plantes. La distillation dure de quatre heures et demie à six heures.

Les méthodes de distillation sont assez primitives ; à Mitcham, cependant, quelques fabriques distillent à la vapeur dans des alambics *en cuivre*.

Ces alambics peuvent contenir jusqu'à une tonne d'herbe, se chargent et se déchargent rapidement et sont pourvus de condensateurs modernes.

Mitcham produit environ *10.000* livres angl. (500 kgr. environ), quantités très faible en comparaison de ce qui est vendu dans le commerce sous ce nom.

Les plus grands distillateurs et cultivateurs sont J. et G. MILLER (Mitcham) et JAKSON et C° (West Croydon), STAFFORD ALLEN et C° (Long Medford), RANSOM et SON (Hitchin).

En Amérique, les distilleries sont réparties dans les contrées où on cultive la Menthe. C'est là que les fermiers apportent l'herbe. Vers 1910, la distillerie s'est centralisée davantage ; un centre important se trouve non loin de Centreville, à Nothawa et Saint-Joseph County, dans le Michigan.

L'herbe est légèrement séchée à l'air et soumise ensuite immédiatement à la distillation.

TODD recommande de distiller les feuilles faiblement séchées et ne pas prolonger la distillation trop longtemps.

En France, on distille à Grasse, à Canne, à Milly. Dans le Vaucluse, le rendement est de 50, 60 à 65 kgr. par hectare (ce rendement est supérieur à celui obtenu dans le Piémont).

A Grasse, la forme *pallescens* (white Mint) donne un rendement de 25 %, en essence, tandis que la forme *rubescens* (black Mint) fournit 33 %.

Les plantes sont distillées généralement aussitôt après la coupe, L'essence des plantes de la première année serait moins bonne que celle des plantes de deux ans. L'essence française renferme relativement beaucoup d'éthers.

En 1910, les Alpes-Maritimes ont produit 1.500 kgrs. et les Montagnes Noires 300 kgrs. A la Colle-sur-Loup, il s'est formé un syndicat qui, en 1908, a produit 600-700 kgrs.

En Italie, on distille surtout à Pancalieri dans le Piémont. L'essence italienne, dite « Italo-Mitcham », jadis entièrement consommée dans ce pays, est maintenant appréciée des consommateurs étrangers.

En Allemagne, les principales distilleries pourvues d'appareils de distillation moderne, se trouvent à Miltitz et appartiennent à Schimmel et C°. Dans le Palatinat et en Silésie, les alambics sont très primitifs.

Conclusions.

La culture de la Menthe est donc possible sous tous les climats tempérés dans les sols silico-argilo-calcaires, frais, de préférence irrigables, ou tout au moins faciles à maintenir en bon état de fraîcheur pendant l'été.

Cette culture industrielle peut fournir à l'industrie deux produits : les feuilles pour les usages courants de la pharmacie et destinées à être employées en infusions théiformes ; une récolte destinée à la distillation, après légère dessiccation pour en extraire l'essence.

Il est évident que la même variété ou même espèce plantée sous des latitudes différentes et des expositions diverses donnera des produits de qualité variable ; de même les procédés de distillation et d'épuration de l'essence ne sont pas sans influence notable sur la valeur marchande du produit. On doit tendre vers la production d'une essence très fine se rapprochant autant que possible du type actuellement connu sous le nom de « Menthe Mitcham » et il n'est pas prouvé qu'on ne puisse atteindre ce but et peut-être le dépasser.

Le *Comité interministériel des Plantes médicinales et à essences* et l'*Office des Matières premières végétales* ont confié au Professeur DANIEL le soin de démêler parmi les variétés de Menthes poivrées déjà cultivées, le meilleur type à propager. On devra dès que possible ne s'occuper que de celui-ci ; les observations qui seront faites à ce sujet, devront être transmises à l'Office qui examinera avec M. DANIEL les suites à donner.

Ce dernier, dont le travail est déjà considérable, est maintenant à même de continuer les études biologiques dont il a exposé les premières méthodes au Congrès de Bourges, et nul doute qu'il ne puisse maintenant mener à bonne fin son enquête.

Quant à la distillation, il importe également de s'en occuper avec la même méthode rigoureuse ; aussi dès cette année, les produits intéressants obtenus, récoltés autant que possible sans mélange de plantes, seront distillés dans les mêmes conditions par le même procédé et rectifiés par la même personne, afin que les résultats soient réellement comparatifs. Ceci est indispensable comme l'ont prouvé les judicieuses observations de M. WAGNER.

Ainsi donc, la question de la production de l'essence de « *Menthe française améliorée* » est en bonne voie et d'ici peu d'années, le marché de notre pays pourra offrir aux consommateurs, une essence très fine susceptible de rivaliser avec les meilleurs types connus.

On étudiera ensuite, s'il y a lieu, les moyens de créer une variété très riche en menthol, mais cette question est momentanément secondaire.

Professeur Em. PERROT,
Directeur de l'Office national
des Matières Premières
pour la Droguerie et la Parfumerie.

V. ALLORGE,
Docteur ès-sciences.

INDUSTRIE DE L'ESSENCE DE MENTHE.

L'industrie de l'essence de Menthe repose sur la culture de la Menthe poivrée, *Mentha piperita* L Labiées, ou de menthes de variétés diverses suivant les pays de production.

C'est ainsi qu'au Japon, on utilise la Menthe des champs, *Mentha arvensis* L., variété *piperascens* Briq. ; aux Etats-Unis, en outre de la Menthe poivrée, on cultive également la Menthe verte, *Mentha viridis* L., en Allemagne, la Menthe crépue, *Mentha crispa* L.

En Angleterre, d'après Baillon (1), on importe une grande quantité d'essence de Menthe chinoise, qui est obtenue à Canton par distillation d'une plante abondamment cultivée dans le pays et rapportée au *Mentha javanica*. Cette essence est très riche en menthol cristallisable. Ce que nous avons vu de cette plante, dit l'auteur, ne nous permet pas d'admettre que malgré son parfum très remarquable, elle appartienne à une autre espèce que le *Mentha sativa*, c'est-à-dire le *Mentha arvensis* L.

Ces menthes fournissent des essences différentes, mais seule l'essence de Menthe poivrée est l'objet d'un commerce important.

Ce n'est que vers la moitié du XVIIIe siècle, que la Menthe poivrée fut cultivée en Angleterre, à Mitcham, dans le comté de Surrey et aux environs de Londres.

En 1805, elle était apportée à Londres pour y être distillée. Vers la même époque, en 1816, on commença à fabriquer de l'essence de menthe à Wayne Country, aux Etats-Unis, près de New-York, et ensuite en France, en Provence ; en Italie, dans le Piémont et dans la province de Turin.

Actuellement les pays qui livrent de l'essence de menthe sont classés comme suit, proportionnellement à leur production :

1° Le Japon, production 1913. .... 510.000 kg. (2).

2° L'Amérique du Nord, production 1909-10.   416.106 — (2).

3° L'Angleterre, il n'existe pas de statistique de récolte.

---

(1) H. Baillon. — *Traité de Botanique Médicale*, T. II, p. 124, Paris, Hachette, 1884.

(2) E. Gildemeister et Fr. Hoffmann.— *Die Ätherischen Öle*, T. II, 3e édit., p. 543-548, Lepzig, 1916.

4° L'Italie, exportation 1913 .... 22.295 — (1).
5° La France, pas de statistique.
6° La Russie,   —
7° L'Allemagne,   —
8° La Chine,   —
9° Le Sud des Indes,   —

L'industrie de l'essence de menthe comprend diverses opérations que nous allons étudier successivement :

1° La récolte de la plante ;
2° La distillation ;
3° La rectification de l'huile essentielle ;
4° Le rendement des plantes en essence.

Nous indiquerons ensuite ses caractères, ses falsifications, ses usages.

1° **Récolte de la Menthe**. — Aux Etats Unis, où il existe, ainsi qu'il a été dit d'autre part, des étendues immenses de territoire cultivées en Menthe, on procède à la récolte de la façon suivante :

Lorsque les plantes sont en pleine floraison, époque à laquelle elles renferment la plus grande quantité d'huile essentielle, on les coupe à la faulx ou à la machine en tenant compte, dans la mesure du possible, des conditions atmosphériques. En effet, la menthe coupée par un temps chaud mais humide, renferme plus d'essence que toute autre.

Les plantes coupées sont disposées en rangées pour le séchage sur le terrain même et sont portées à la distillerie sans attendre que les feuilles ne se brisent par la dessiccation.

C'est ainsi que l'on procède en général quand la Menthe est cultivée sur de grandes étendues ; néanmoins dans certains pays et notamment au Piémont où la menthe est distillée souvent à l'état frais, on a soin de diminuer le plus possible la longueur des tiges qui ne renferment que fort peu d'essence, ne conservant ainsi que les sommités fleuries. De plus, on débarrasse les plantes des herbes qui ont pu s'y glisser et qui pourraient nuire au bon goût de l'essence.

2 **Distillation de l'essence de Menthe**. — Bien que le sujet ne nous permette pas de nous étendre sur les divers modes de distillation, il importe néanmoins de rappeler que la distillation

(1) G. Chiej Gamacchio. — Instructions pratiques pour cult., récolte, distil. de la Menthe à essence.

des liquides est soumise à des lois fixes, qu'elle s'appuie, d'une part, sur la *chaleur*,qui transforme les parties volatiles en vapeur et sur la *condensation* ensuite de ces vapeurs par le froid.

Ceci nécessite un récipient clos contenant le liquide à distiller, pouvant être chauffé, et communiquant avec l'extérieur par un tube refroidi, cornue et réfrigérant des chimistes.

Généralement, la distillation des liquides se fait à la pression atmosphérique, mais dans certains cas il y a avantage à opérer sous pression réduite, ce qui permet d'abaisser le point d'ébullition des liquides, d'éviter leur altération par la chaleur et de séparer certains produits sur lesquels la distillation ordinaire n'aurait aucun effet.

Si l'on fait bouillir un mélange de liquides dont l'un est volatil et l'autre fixe, la distillation est simple et si, au contraire, les liquides mélangés se vaporisent en même temps, la distillation est dite fractionnée.Le poids du produit qui distille est proportionnel, dans un temps déterminé, à la fois à la tension et à la densité de sa vapeur dans les circonstances de l'opération. En répétant plusieurs fois de suite la distillation du produit fractionné, on arrive à une séparation de plus en plus complète des liquides considérés ; nous verrons dans la suite, l'intérêt que comporte cette opération.

Dans l'état actuel de nos connaissances,il existe deux catégories principales d'appareils à distiller, utilisés pour la fabrication de l'essence de Menthe, ce sont :

1° Les appareils dont le chauffage a lieu à feu nu ;

2°   —   à distiller à la vapeur.

Les premiers,construits généralement en cuivre étamé et répondant à un type ancien, sont fort employés encore dans certaines régions, étant donnée la facilité avec laquelle on peut les transporter sur les lieux de la récolte.

Ils se composent :

D'une chaudière appelée *cucurbite,* dans laquelle on introduit l'eau et les plantes à distiller ;

D'un *chapiteau* qui collecte les vapeurs et les dirige par un *col de cygne* vers le réfrigérant fabriqué en étain et entouré d'eau froide.

La méthode employée est la suivante :

La menthe en fleurs est introduite dans la cucurbite où elle repose sur une grille ou sur de la paille ; on y ajoute 2 fois 1/2 son poids d'eau, on fixe le chapiteau, le col de cygne et le réfrigérant et l'on chauffe directement le fond de l'alambic. La vapeur d'eau entraine mécaniquement l'essence de menthe, qui par suite de sa faible densité, vient surnager l'eau condensée dans un récipient connu sous le nom de récipient florentin, ce qui permet de la recueillir par décantation. Le récipient florentin se compose d'un vase en verre muni à sa partie inférieure d'un bec de décharge deux fois recourbé formant siphon.

La distillation est considérée comme terminée lorsque la quantité d'eau condensée est égale à celle de menthe employée. Cette eau chargée d'essence sert pour une seconde distillation ce qui constitue l'opération connue sous le nom de *cohobation*.

Le chauffage à feu nu nécessite une attention de tous les instants si l'on veut obtenir un produit convenable. En effet, si la chaleur n'est pas distribuée d'une manière égale et soutenue sur tous les points, il arrive que sur certaines parties de la cucurbite, les corps solides en suspension se déssèchent et donnent au produit distillé un goût empyreumatique qui lui enlève sa valeur.

Depuis longtemps on a cherché à obvier à cet inconvénient et Soubeiran, le premier, a perfectionné l'alambic primitif en y ajoutant un bain-marie qui reçoit dans sa partie inférieure la vapeur produite par la cucurbite. Les plantes ne sont plus soumises à l'action directe du feu, mais reposent sur une plaque perforée et sont traversées par un courant de vapeur continu qui entraine l'essence qu'elles contiennent.

Déjà le Codex de 1884 indiquait cette manière d'opérer qui est confirmée dans l'édition de 1908.

C'est le procédé de distillation à la vapeur humide. Il est peu employé dans l'industrie de l'essence de Menthe sous la forme précédente. Les Japonais l'appliquent d'une façon un peu différente, plus primitive. E. Marx (1) décrit une distillerie d'essence de menthe telles qu'elles existent encore au Japon et que l'on peut considérer dans l'histoire de la distillation de ce produit comme un stade entre les appareils primitifs à feu nu et les appareils modernes à vapeur.

Trois chaudières en fonte identiques, de grande capacité, destinées à produire la vapeur, sont disposées en gradins et reposent sur un foyer commun.

Chacune de ces marmites est surmontée d'une cuve en bois dont le fond perforé repose sur les bords de la chaudière. Des joints en paille tressée, serrés, donnent à cette partie de l'appareil une étanchéité relative.

La partie supérieure de chaque cuve est fermée par un cône dont le sommet est dirigé vers l'intérieur de la cuve et porte une

---

(1) E. Gildemeister et Fr. Hoffmann. — *Die Ätherischen Öle*, T. II, p. 568, 3ᵉ édition, Leipzig, 1916.

cupule suspendue communiquant avec l'extérieur par un mince conduit en bambou. Ce cône destiné à recevoir de l'eau froide, constitue le réfrigérant de l'alambic.

Lorsque les plantes sont chargées dans les cuves, les joints serrés, on porte à l'ébullition l'eau contenue dans les chaudières. La vapeur traverse les plantes et vient se condenser sur la partie conique pour s'écouler ensuite dans la cupule et de là vers l'extérieur où l'essence se sépare dans un récipient florentin. Les petites eaux sont renvoyées à la chaudière également par un canal en bambou et remplacent ainsi, dans une certaine mesure, l'eau vaporisée.

D'après INOUYE, ces trois chaudières sont utilisées comme un appareil unique et sont d'un usage courant, mais on emploie également au Japon des appareils où le refroidisseur conique est remplacé par un chapiteau serré sur les cuves à travers lequel la vapeur est conduite dans un condenseur séparé.

Distillation à la vapeur. — Aux États-Unis (1), les distillateurs emploient la distillation à la vapeur sèche. Ces appareils comprennent :

1° Un générateur à vapeur ;

2° Deux cuves en bois de grande capacité, qui servent à recevoir les plantes et qui sont alternativement remplies ou vidées ;

3° Un appareil condensateur dont le dispositif est variable.

4° Un appareil séparateur d'essence basé sur le principe habituel du récipient florentin.

Un tube amenant la vapeur arrive dans la partie inférieure des cuves, qui porte un plancher perforé et traverse en montant toutes les couches de plantes pour venir se condenser dans un serpentin largement refroidi.

Dans les grandes distilleries, les cuves contiennent 1.000 à 1.500 kg. de plantes.

Pour faciliter le travail, la menthe est déposée sur une planche perforée et maintenue par une chaîne, ce qui permet d'enlever le tout et de remplir ou de vider rapidement l'appareil.

On fait passer la vapeur jusqu'à épuisement complet d'un chargement sans tenir compte de la quantité d'eau vaporisée, l'opération dure environ 5 heures.

L'emploi de ce genre d'appareil s'est généralisé en Angleterre où jadis les alambics à feu nu étaient les seuls utilisés et ce mode de distillation s'étend à la plupart des pays producteurs d'essence

(1) Alice HENKEL.— *Missell Papers U. S. Départ. of Agric.*, Bull. n° 90, 1906, p. 19-29.

de menthe avec des variantes dans le dispositif général et dans le mode de condensation et de séparation de l'essence.

Les appareils modernes de capacité considérable, construits en métal, comprennent souvent un récipient appelé réchauffeur, situé sur le trajet du col de cygne au réfrigérant ; l'eau aromatique est renvoyée dans ce récipient au moyen d'une pompe, s'y réchauffe, et de là est dirigée à nouveau dans la chaudière où elle est vaporisée. Ce procédé permet de consommer peu d'eau et d'épuiser les plantes complètement

De toute façon, l'huile essentielle obtenue par ces procédés, distillation à feu nu et à vapeur, est plus ou moins colorée en jaune-verdâtre. Elle se conserve difficilement par suite de son oxydation en présence de l'air.

Aussi procède-t-on généralement à une rectification du produit soit en effectuant une ou plusieurs distillations en présence de l'eau, soit en distillant l'essence elle-même sous pression réduite ce qui permet, par fractionnement, d'éliminer certaines parties altérables tout en procurant une huile parfaitement incolore et de bonne conservation.

Néanmoins, il est à remarquer que cette rectification enlève souvent à l'essence une partie de son arôme et que le produit final possède d'après le degré de fractionnement, une composition très différente suivant les fabricants.

Les uns ne recueillent que le cœur de la distillation, les autres poussent très loin la rectification et obtiennent ainsi une essence très chargée en menthol.

Rendement en essence. — Les causes les plus diverses influent sur le rendement de la menthe en huile essentielle.

Il apparaît tout d'abord qu'il y a intérêt à opérer la distillation sur des plantes sèches plutôt que sur des plantes fraîches. La dessiccation favoriserait l'éthérification (1) et l'essence obtenue ainsi serait plus riche en menthol libre et total ; à ceci s'ajoutent l'économie du transport et la rapidité plus grande de distillation C'est pourquoi les distillateurs américains n'opèrent que sur des Menthes préalablement desséchées. Mais il n'est pas prouvé que l'essence qui gagne ainsi en menthol ne perd rien en finesse.

A notre avis, le rendement en essence varie suivant les variétés de menthe choisies, le terrain, les engrais, la méthode de distillation et la rapidité avec laquelle on procède à cette dernière opération après la récolte.

(1) RABAT FRANCK. — *U. S. Depart. of Agriculture*, Bull. 454, p. 16, Washington, déc. 1916.

On considère dans le Piémont, que 500 kg. de plantes vertes fournissent 1 kg. d'essence brute, et aux Etats-Unis, 150 kg. de plantes sèches produiraient 0 kg.,543 d'essence. Ces chiffres ne peuvent être donnés qu'à titre d'indication, car il est rare de constater que deux distillations successives opérées sur un même poids de plantes soit sèches, soit à l'état frais, donnent un résultat comparable.

Caractères de l'essence de menthe. — Le Codex français de 1908 définit comme suit, l'essence de Menthe poivrée (1).

« L'essence de Menthe poivrée est un liquide incolore, de saveur
« brûlante, dont la densité à + 15° varie de 0,895 à 0,920.
« Elle est très peu soluble dans l'eau. lorsqu'elle est récente,
« elle se dissout dans son volume d'alcool à 90· et dans 4 à 5
« parties d'alcool à 70°, en donnant un soluté parfois opalescent ;
« elle est également soluble dans les huiles grasses. »

Nous ajouterons à cet exposé que le point d'ébullition de l'essence de Menthe varie de + 203 à + 209°, sa réaction est acide, elle dévie à gauche la lumière polarisée.

Cette déviation est de — 34° pour l'essence anglaise.
        — 25 à — 30° pour l'essence américaine.
 —   - 6 à — 7°   —   française.
 —   105 à – 106° —   japonaise.
 —   - 18 à — 32° —   italienne.

Composition. — Les propriétés aromatiques de l'essence sont dues surtout à deux composés, les éthers menthyliques d'une part, et le menthol libre d'autre part.

Le menthol se rencontre dans des proportions différentes suivant l'origine des essences :

L'essence japonaise en renferme .... 65 à 85 %/₀ (2).
 — américaine — .... 40 à 60 %/₀
 — anglaise — .... 50 à 70 %/₀
 — italienne — .... 42 à 60 %/₀
 — française — .... 35 à 39 %/₀

Les autres composés sont les suivants :

Les éthers menthyliques (acétate, butyrate, isovalérianate), de 7 à 14 %/₀ ;

(1) *Cod. Med.*, Essence de Menthe poivrée, p. 240, édition 1908, Masson, Paris.
(2) Dʳ V. MASSERA.— *Riv. Italiana del. essenze e profumi*, n° 6, p. 65, Milan, 1920.

De la menthone, de 8 à 12 %;

Des terpènes (menthène, pinène, phellandrène, cadinène), des acides valérianique et acétique, à l'état libre.

Falsification et essai. — Sans entrer dans le détail des essais, qui permettent de reconnaître les falsifications auxquelles sont soumises les différentes essences de Menthe, nous dirons que le seul moyen de reconnaître la valeur de ce produit consiste à y doser le menthol et ses dérivés.

On a trouvé dans des essences de Menthe falsifiées : de l'alcool, des huiles grasses, de l'essence de térébenthine, des essences de menthe privées de menthol en partie ou tout à fait, de l'huile de vaseline, etc.

Il serait à souhaiter que par un fractionnement judicieux, on parvienne à obtenir des fabricants, une composition analogue de l'huile essentielle.

Usage. — Commerce.   L'essence de Menthe fait partie de multiples préparations.

Elle est employée par les liquoristes, les confiseurs, les parfumeurs et les pharmaciens.

Sa consommation croît de jour en jour.

Elle renferme une proportion élevée de menthol, médicament qui est employé avec succès depuis de longues années et sert à la préparation de ce produit.

Parmi les essences de menthe les plus appréciées, l'essence de Menthe poivrée de Mitcham, très fine et très forte à la fois, jouit d'une réputation mondiale.

L'essence de Menthe américaine, produite en quantité énorme, est moins appréciée parce que les Menthes qui servent à sa préparation sont moins soignées, d'espèces différentes et renferment souvent des plantes d'odeur désagréables connues sous les noms d'*Erigeron canadense* L., d'*Erechtites hieracifolia* Raf., d'*Hedeoma pulegioides* L., qu'on n'enlève pas toujours avant la distillation.

L'essence de menthe du Japon renferme des proportions très élevées de menthol et cristallise naturellement.

Elle est surtout employée pour la fabrication de ce produit.

Enfin, depuis quelques années, l'essence de menthe d'Italie connue sous le nom de Menthe Italo-Mitcham, jouit d'une réputation méritée. Nous en avons importé, en 1913, 12.872 kg.

En France, la quantité d'essence de Menthe produite est fort réduite et jusqu'à présent ne permet pas de lutter contre les importations étrangères. Elle se rapproche par ses propriétés physiques et chimiques de l'essence de Menthe italienne, possédant un arôme très fin et verrait sa qualité s'améliorer par un choix judicieux des plants cultivés.

D'autre part, le prix de revient de l'essence de Menthe française demeure très élevé par suite du prix actuel de la main-d'œuvre et ne permet pas de lutter contre les importations.

Conclusion. — Des méthodes nouvelles de culture, des engrais appropriés à des plants de choix, un climat choisi, une récolte bien dirigée, pourront donc donner au cultivateur, tout en abaissant le prix de revient, un rendement plus élevé et partant plus rémunérateur.

Peut-être la question mériterait-elle également un encouragement comme jadis la culture du lin, ce qui permettrait à l'industrie de l'essence de menthe de devenir florissante en France où les climats les plus opposés sont représentés.

Pour arriver à ce résultat il est nécessaire que le cultivateur ne voit pas sous le même angle le rapport qu'il attend de la Menthe destinée à l'herboristerie et celui que peut lui réserver la Menthe industrielle de consommation beaucoup plus élevée.

C'est le seul moyen de libérer notre pays en partie des importations des essences de Menthe qui, suivant les origines, présentent au consommateur les qualités les plus différentes et les garanties les plus fantaisistes.

S. WAGNER,

Docteur en Pharmacie,
Membre de la Société Botanique de France.

ÉTUDE SUR LES MALADIES DES MENTHES

Votre Comité m'a demandé de retenir, quelques instants, votre attention sur les maladies susceptibles de se développer sur des plantes médicinales. Il est, en effet, nécessaire de veiller à l'apparition de ces maladies, car une fois installées, leur diffusion est rapide et la lutte en devient particulièrement difficile.

Les maladies signalées sur des plantes médicinales sont nombreuses, mais nous sommes ici dans une région toute spéciale, ce congrès est particulièrement le congrès de la Menthe ; c'est, par suite, de quelques maladies des Menthes dont je vous parlerai seulement.

Parmi les parasites qui sont rencontrés sur les différentes espèces du genre *Mentha,* se trouvent :

1º Des maladies causées par des champignons.	Rouille des Menthes	(*Puccinia Menthæ*).
	Blanc des Menthes	(*Erysiphe Galeopsidis*).
	—	(*Erysiphe Lamprocarpa*).
	Taches des feuilles	(*Ramularia, Septoria, Sphærella*).
	Maladies diverses..	(*Synchytrium aureum*).
	—	(*Ophiobolus affinis*).
2º Des maladies causées par des insectes.	Coléoptères.......	*Cassida viridis.*
		Chrysomela partuosa.
		— *violacea.*
		Hirpa atra.
	Lépidoptères divers.	
	Hémiptères........	*Aphis Menthæ.*
	Phytopte.........	*Eryophyes Menthæ.*

Je n'entreprendrai pas de vous décrire tous ces parasites, je veux, ici, rester dans le domaine de la pratique et vous mettre en garde seulement contre les maladies les plus dangereuses, contre celles qui « ont fait leur preuve » en causant des dégâts importants dans des cultures d'autres régions.

La plus grave d'entre elles, certainement, est la maladie de la **Rouille des Menthes**, provoquée par *Puccinia Menthæ* Pers.

Cette rouille se rencontre sur les différentes espèces de Menthe (*Mentha rotundifolia, sylvestris, aquatica, viridis,* etc.). Mais elle se développe aussi sur d'autres plantes de la famille des

Labiées ; les *G. Calamintha, Clinopodium, Melissa, Nepeta,* peuvent héberger cette Urédinée.

Evolution de la maladie. — C'est, en général, dans les régions tout particulièrement humides, que la maladie se rencontre. Au début de la saison, dès le printemps, on trouve des lésions sur les jeunes pousses, ces organes se développent anormalement, sont hypertrophiés, souvent recourbés et présentent à leur surface les fructifications du champignon sous l'aspect de petites cupules nombreuses, rapprochées les unes des autres ; on désigne sous le nom d'œcidie cette forme de fructification. Du fond des cupules sort une poussière formée de spores à membrane mince, de coloration claire. Ces spores entraînées sur les feuilles avoisinantes, germent et déterminent l'infection des feuilles surtout par la face inférieure.

C'est alors qu'apparaît la première forme d'été, la rouille, particulièrement apparente sur les feuilles et se caractérisant par des pustules allongées, de coloration rouge-ocracée. Au microscope, on voit que ces pustules sont formées par des amas de spores ou urédospores, à membrane mince et de coloration jaune-clair.

Par les urédospores, la maladie est propagée durant l'été avec une très grande rapidité, de feuille à feuille et de plante à plante. Les urédospores germent de suite, en effet ; néanmoins elles peuvent parfois conserver leur faculté germinative une partie de l'hiver, capables d'attendre des circonstances favorables pour évoluer et par suite capables de faire apparaître un nouveau foyer de maladie l'année suivante.

Mais c'est surtout par des organes spéciaux, qui font leur apparition en fin de saison, que la maladie se trouve maintenue : on voit à la fin de l'été, au milieu de taches claires à urédospores, des pustules plus foncées, noirâtres, plus saillantes et volumineuses que les précédentes, formées par des amas d'organes allongés fortement colorés, supportés par des longs pédoncules clairs, ce sont les téleutospores ou spores d'hiver.

Celles-ci, munies d'une membrane épaisse, tombent à la surface du sol à la fin de la végétation avec les feuilles de Menthe et y persistent tout l'hiver à l'état de vie ralentie. Elles évoluent au début du printemps, sitôt que la température se relève légèrement et en présence d'eau, en donnant des sporidies, qui infectent les jeunes pousses de Menthe, tiges et pétioles encore vers la surface du sol, en causant la première attaque que nous avons signalé.

Telle est l'évolution générale de la maladie, quand on suit son développement sur l'un des hôtes que j'ai signalé.

Mais il a été démontré que la maladie une fois adaptée à un hôte s'y acclimate et n'en change pas facilement ; des essais d'infection effectués par CRUCHET à l'Université de Berne, puis à Payerne (Suisse), ont mis en évidence l'existence de formes biologiques particulièrement localisées sur certaines espèces. Dans un mémoire remarquable publié dans *Botanische Centralblatt*, CRUCHET résume les essais d'infection qu'il a fait sur les différentes espèces de Menthes ; il est amené à penser que *P. Menthæ* est au point de vue biologique, une espèce collective formée de 8 formes adaptées à des hôtes différents et il a pu constater entre ces formes quelques différences morphologiques mais d'ordre tout à fait secondaire.

Sur la Menthe poivrée, il n'a pu obtenir de contamination qu'en partant de la forme rencontrée sur *Mentha aquatica*. Avec les autres formes, les résultats d'infection ont été négatifs, mais cela ne prouve pas que les résultats auraient été de même ordre en multipliant les essais et en changeant les conditions biologiques.

Au point de vue pratique, le seul point qui nous intéresse est de constater que la Menthe poivrée est susceptible d'être envahie. Il y a lieu par conséquent de surveiller les cultures, car si la rouille commençait à se mettre sur les plantes, elle y prendrait vite un grand développement.

Nature des dégâts.— C'est qu'en effet, les dégâts causés par la rouille sur le rendement en huile essentielle sont importants. La présence du parasite nuit tout d'abord au développement de la plante, les lésions faites sur les rameaux et les pétioles foliaires au début de leur croissance déterminent un arrêt de développement, un avortement plus ou moins prononcé des feuilles ; les plantes atteintes sont rabougries et déformées ; les feuilles n'arrivent pas à développement complet et tombent de bonne heure. La formation d'essence de Menthe dans ces conditions est considérablement réduite, l'odeur de la plante est modifiée et le rendement très réduit comme l'ont montré particulièrement les travaux de MOSLER et de LAUBERT.

Dans certaines régions humides de Hongrie, les dégâts ont été considérables du fait de cette maladie, particulièrement durant les années 1913 et 1914. En Angleterre, la maladie de la rouille a empêché toute culture dans certaines régions.

Heureusement, en France, nous n'avons pas eu jusqu'à présent, trop à souffrir de cette maladie, mais il est de toute nécessité d'avoir l'attention appelée sur elle pour prendre des mesures radicales si elle parvenait à s'établir.

Méthodes de traitement et de lutte. — Les méthodes de traitement de la maladie une fois établie dans une région, sont malheureusement bien insuffisantes et il vaut mieux prévenir la maladie que d'avoir à la détruire.

Pour avoir chance d'éviter la maladie, il convient de limiter les régions de culture de Menthe aux terrains qui lui sont favorables : terrain humide en sous-sol *sans excès d'eau*, dans des régions à température assez rigoureuse, le froid intense et les gelées étant comme on le sait, favorables à la production de l'essence précieuse. En outre, il convient d'éviter de laisser au voisinage des cultures, des Menthes sauvages capables d'héberger le parasite et particulièrement *Mentha aquatica*.

On conseille aussi de couper et ramasser les plantes dans le courant de juin, début de juillet, avant le développement des urédospores, si l'on remarque la présence du champignon sur les tiges.

Les essais de traitement de p'antes malades par des solutions cupriques (sulfate de cuivre à 2 $^o/_o$), peuvent donner quelques résultats, mais n'ont malheureusement qu'une efficacité douteuse.

Enfin, il est recommandé de changer de culture assez fréquemment, ne laisser que 3 à 4 ans au plus la plante sur un même terrain et chaque année à l'automne, avoir soin de ramasser et brûler les feuilles tombées sur le sol pour éviter la formation des téleutospores.

Je ne puis entreprendre ici l'étude des autres maladies dont j'ai donné précédemment la liste, elles ont une importance bien moindre que celle que j'ai signalée et leur caractéristique doit faire l'objet d'une étude spéciale si l'une d'entre elles vient à se développer dans les cultures. Il suffit d'avoir l'attention appelée sur elles pour que des échantillons soient récoltés dès leur apparition.

Parmi les maladies causées par des insectes, je signalerai seulement une maladie qui a pris un grand développement dans le Midi, particulièrement dans les environs de Grasse.

Cette maladie est bien connue dans la région car elle détermine des modifications générales dans le port de la plante qui prend une apparence plus trapue que les plantes saines, les inflorescences étant remplacées par des masses foliaires très denses. L'aspect général rappelle les sommités défleuries de Basilic (*Ocymum Basilicum* L.), d'où le nom de *Menthe basiliquée* donnée aux plantes ainsi modifiées.

C'est là un cas tératologique provenant du parasitisme d'un acarien du groupe du *Phytoptes*, l'*Eryophyes Menthæ* Moll.

Les recherches effectuées par MOLLIARD sur la cause de ces

déformations, ont montré que l'attaque de l'acarien se produit sur les jeunes bourgeons au fur et à mesure de leur développement. Les feuilles sont envahies dès le début de leur formation, beaucoup d'entre elles ne peuvent se développer et se déssèchent rapidement tandis que celles qui résistent sont modifiées sur des tiges rabougries dont la section, au lieu d'être carrée comme sur la tige saine, devient presque totalement arrondie.

Les inflorescences ne se développent pas, il y a castration absolue et les tiges qui normalement auraient porté ces inflorescences sont déjà le siège d'une ramification abondante et indéfiniment végétative, donnant à leur extrémité un grand nombre de feuilles petites, pressées les unes contre les autres. Ce sont ces masses foliaires terminales qui par leur aspect si caractéristique et par leur compacité tranchent nettement avec les ramaux normaux à port léger et étalé.

A ces modifications dans l'aspect extérieur de la plante correspondent des différences dans la structure des feuilles et aussi des changements dans leurs fonctions. CHARABOT et ROURE-BERTRAND, ont démontré que l'essence produite dans les plantes ainsi attaquées est plus abondante que sur les pieds sains, mais cette essence est de qualité très inférieure : sa teneur en menthone est très réduite, et alors qu'elle est de 10 $^o/_o$ dans des pieds sains, elle se trouve seulement de 3 à 4 $^o/_o$ sur les pieds atteints.

On observe facilement les colonies d'acariens sur les feuilles et dans les glomérules terminaux durant la période de végétation. Mais dès le mois de juillet les acariens abandonnent leur hôte pour hiverner dans le sol contre les rhizomes et au voisinage des souches.

On ne connaît aucun remède pratique contre l'attaque de l'*Eryophyes*. On se borne dans le Midi à abandonner la culture de la Menthe dans les champs où les pieds basiliqués deviennent trop nombreux, Mais il est nécessaire de faire remarquer qu'il y a lieu de prendre des précautions dans le choix des rhizomes lors de l'établissement de nouvelles plantations et de s'assurer que ces rhizomes proviennent bien de champs indemnes de maladie ou tout au moins suffisamment éloignés d'individus malades afin de diminuer les chances de transport des parasites par les rhizomes ou par les débris de terre qui se trouvent attenants.

E. FRON,
Professeur à l'Institut national agronomique.

Vœux émis par le Congrès de Bourges.

A la suite de ces différentes communications, M. le Professeur PERROT remercie chaleureusement les conférenciers qui les ont faites. Elles ont vivement intéressé l'auditoire et n'ont donné lieu à aucune discussion digne d'être rapportée. Toutefois, il convient de signaler l'intervention de M. POHER qui s'est produite à la suite de la conférence de M. de POUMEYROL. M. POHER tient à annoncer, en effet, que, dans la révision générale des tarifs de transport, actuellement en cours, ceux relatifs aux Plantes Médicinales ne sont pas oubliés. Membre du Comité Interministériel des Plantes Médicinales, il n'ignore pas combien le prix élevé des transports gêne l'action entreprise en faveur de la production des Plantes Médicinales ; aussi pense-t-il que la demande du Comité, transmise à la Commission des Réseaux et tendant à l'abaissement des prix de transport des Plantes Médicinales, sera examinée avec bienveillance. M. POHER tient toutefois à faire remarquer que les tarifs de transport n'ont pas subi une élévation aussi grande que le coût de la vie, en général.

M. POHER profite de ce qu'il a la parole pour remercier, au nom de la Cie d'Orléans, les organisateurs du Congrès de Bourges, ainsi que les rapporteurs qui ont bien voulu faire les conférences qu'on vient de lire.

A la suite de cette intervention, M. le Professeur PERROT propose à l'Assemblée d'émettre le vœu suivant :

1° Que soit abrogée la clause de 200 kgs au mètre cube pour le transport des plantes médicinales et aromatiques.

2° Qu'un tarif spécial soit établi pour les plantes fraîches transportées directement aux usines de transformation. (Il s'agit ici de transports qui doivent se faire en grande vitesse dans les mêmes conditions que les denrées périssables pour l'alimentation).

3° Que soit accordée une réduction de 20 % sur les tarifs actuellement en vigueur relatifs au transport des plantes sèches, destinées à l'exportation.

Ce vœu est adopté à l'unanimité. Il est décidé qu'il sera transmis, au plus tôt, par les soins du Comité Interministériel, d'une part, à M. le Ministre du Commerce et, de l'autre, aux Directeurs de nos grandes Compagnies de chemins de fer.

*
* *

La très intéressante conférences du Dr CHEVALIER a également donné lieu à une brève discussion qui s'est terminée par le vœu suivant, adopté par le Congrès, sur la proposition de M. le Professeur PERROT :

Le Congrès, constatant les efforts déjà tentés par le Comité Interministériel et l'Office Nationale des Matières Premières, concernant l'étude de la minéralisation des végétaux utiles à la médecine, et après avoir entendu la communication du Dr Chevaller, émet le vœu que cette étude soit poursuivie aveo soin et méthode, pour fournir aux intéressés tous renseignements indispensables à leur culture.

Il compte sur la collaboration des Services scientifiques du Ministère de l'Agriculture, de l'Institut agronomique, des Ecoles Nationales d Agriculture, des Services de Chimie biologique de l'Institut Fasteur, au point de vue technique, et, pour la mise en application, sur le concours des Directeurs des Services agricoles.

II

Visite aux Cultures de Plantes Médicinales du Berry, de l'Auvergne, du Forez et du Lyonnais.

LA CULTURE DES PLANTES MÉDICINALES DANS LE BERRY.

Depuis quelques années existe, à **Dun-sur-Auron**, un centre de production de plantes médicinales dont l'importance tend chaque jour à s'accroître. Située à environ 25 kilomètres au sud-est de Bourges, la petite ville de Dun-sur-Auron, ou Dun-le-Roy, voisine avec d'immenses marais s'étendant sur près de mille hectares. A la suite des travaux de drainage qui ont été entrepris, ces marais jadis inexploitables, ont pu, petit à petit, être mis en culture. Aujourd'hui, l'eau de cette région marécageuse est drainée par d'innombrables fossés qui viennent se rattacher à un canal d'assèchement, de sorte qu'il est désormais possible d'entreprendre dans ce sol tourbeux, éminement riche, la culture de certaines plantes utiles. Parmi ces dernières, figurent les espèces médicinales et aromatiques et, dans les pages qui précèdent, on a pu lire comment les maraîchers de la région de Dun-sur-Auron avaient été amenés à s'intéresser à leur production.

M. Godet a dit quelle part active les Services Commerciaux de la Cie d'Orléans ont pris dans la création de ces nouvelles cultures. Il est juste d'ajouter que M. de Poumeyrol, Droguiste à Lyon, membre du Comité Interministériel des Plantes Médicinales a été lui aussi un des meilleurs artisans de cette œuvre, car fréquemment il est venu apporter aux maraîchers de Dun, les conseils que sa longue expérience de la question des plantes médicinales lui permettait de donner. Egalement, il convient de rappeler les efforts de M. Etienne Vincent, ancien Président du Syndicat des maraîchers de Dun, qui, le premier, tenta la culture des simples, prêchant ainsi d'exemple auprès de ses camarades, qui n'allaient pas tarder à l'imiter. Et, aujourd'hui, grâce à ses promoteurs, environ dix hectares de terrain, ravis sur les marais d'autrefois, sont consacrés à la culture des plantes médicinales et aromatiques. Ils sont répartis entre une vingtaine de maraîchers dont les principaux sont :

MM. Vincent, Etienne.............. avec 2 hectares ;
    Godet....................... 1   —
    Ragonnet.................... 1 hectare 5 ;
    Durand...................... 50 ares ;
    Petitjean................... 50 — ; etc...

Tous sont arrivés à des résultats excellents ; ils semblent maintenant sortir de la période hésitante des débuts et les membres du Congrès ont pu admirer le soin avec lequel leurs champs étaient tenus. Ils se sont également initiés à la pratique du séchage. MM. Vincent et Godet ont fait installer, pour leur compte, des séchoirs qui, sans être des modèles du genre, leur permettent d'obtenir une bonne dessiccation de leur récolte. Les produits d'herboristerie, provenant de Dun, qui nous ont été soumis à l'Office des Matières Premières, étaient de qualité parfaite, admirablement séchés et présentés. En somme, grâce aux conseils et aux encouragements qui ne leur ont pas été ménagés, notamment à l'occasion du 2e Congrès, les maraîchers de Dun-sur-Auron, déjà rompus à la culture des plantes médicinales, ont tous les éléments du succès à leur disposition. La richesse du sol, l'humidité constante de celui-ci, qui donne aux plantes une vigueur de développement remarquable, leur assureront toujours des récoltes abondantes, s'ils savent pratiquer les assolements nécessaires et employer les engrais appropriés.

Une vingtaine d'espèces sont actuellement cultivées dans les marais de Dun, parmi lesquelles figurent :

La *Belladone*, la *Camomille*, le *Chardon bénit*, la *Chicorée*, le *Cochlearia*, le *Datura*, le *Galega*, la *Guimauve*, la *Jusquiame*, la *Mauve*, la *Mélisse*, la *Menthe*, la *Pensée sauvage*, le *Raifort*, la *Rose trémière*, la *Scorsonère*, le *Souci*, la *Valériane*.

La **Menthe**, depuis ces deux dernières années, est l'objet d'une culture relativement importante ; la nature du sol s'y prête d'ailleurs admirablement. Les champs de Menthe de Dun-sur-Auron ont un aspect luxuriant : les touffes sont vigoureuses et la multiplication des rejets est d'une intensité étonnante (Planche I). Jusqu'à ce jour, on a cultivé la Menthe poivrée (*Mentha piperita*) et quelque peu de Menthe verte (*Mentha viridis*). En présence des résultats très encourageants constatés à Dun, dans la production de ces espèces, M. le Professeur Perrot a décidé à la suite de la visite du Congrès, de répartir entre les maraîchers un certain nombre de plants d'une variété de menthe poivrée, type Mitcham, dont M. le Professeur DANIEL poursuit activement la multiplication et la sélection, sur le désir de l'Office des Matières Premières.

Le **Souci des Jardins** (*Calendula officinalis*) vient également d'une façon remarquable dans les marais de Dun ; il y donne des capitules volumineux, d'un jaune orangé éclatant.

De même, les espèces cultivées pour la production de leur racine, trouvent à Dun un terrain de prédilection ; dans ce sol tourbeux, profond et frais, les parties souterraines se développent, en effet, d'une façon intense. Aussi, la **Guimauve** et la **Chicorée** ont-elles donné d'abondantes récoltes.

Ces tentatives couronnées de succès, des maraîchers de Dun, méritent d'être développées. Déjà, elles sont passées à la période de moyenne production ; poursuivies avec méthode, elles doivent prochainement aboutir à la production industrielle des plantes médicinales dans cette région. Elles ont démontré, d'une façon frappante, la possibilité d'utiliser pour la culture des plantes médicinales et aromatiques des sols, qui ne conviennent pas aux céréales ; n'oublions pas, en effet, que les terrains de Dun-sur-Auron sont tellement tourbeux qu'il serait difficile d'y faire travailler des chevaux. Enfin, elles ont prouvé qu'à la culture maraîchère pouvait être associée celle des plantes médicinales, et qu'une telle exploitation permettait d'obtenir un rendement très intéressant.

*
* *

LES CULTURES DE PLANTES MÉDICINALES
DE L'AUVERGNE.

La journée du 20 juin a été consacrée, par les membres du Congrès, à la visite de différentes exploitations du département du Puy-de-Dôme où l'on pratique la culture des plantes médicinales.

A **Pont-du-Château**, M. CHAMBAT, pharmacien, qui aurait été désireux de montrer aux congressistes quelques beaux champs de « simples » a été malheureusement contraint d'abandonner la culture de celles-ci. Les raisons qui l'ont conduit à cette détermination sont, d'une part, la cherté et, de l'autre, la rareté de la main-d'œuvre. Pont-du-Château n'est qu'à douze kilomètres, environ,de Clermont-Ferrand, et la grande cité industrielle, au cours de ces dernières années, a drainé peu à peu la plus grande partie des ouvriers de toute la région, grâce à l'appât de salaires élevés Or, l'industrie des plantes médicinales demande une main-d'œuvre abondante, notamment pour la cueillette des fleurs, et peu exigeante pour son salaire, car beaucoup d'espèces officinales ont des prix de vente relativement bas. M. CHAMBAT cultivait autrefois, en assez grande quantité, la *Camomille* et le *Souci*,on conçoit qu'il ait dû cesser de s'en occuper par suite des circonstances.

Les cultures de plantes médicinales de **Courpières** sont de date relativement récente ; elles n'ont encore, en effet, que deux ans d'existence. Elles appartiennent à M. MARC. qui les a f..it installer auprès de son usine de produits pharmaceutiques. D'une superficie, d'environ trois hectar s, elles ont pris la placé d'une ancienne prairie, bordée d'un petit ruisseau, de sorte que l'arrosage y est facile Au cou.s de cette année, une centaine d'ares ont été consacrés au *Pavot*, 60 ares environ, au *Datura*, 20 ares à la *Mélisse* et 20 ares au *Raifort*. Le reste du terrain a été planté en *cassissiers, groseilliers, framboisiers*, dont M. MARC utilise la récolte pour la préparation de ses sucs de fruits. Des essais de culture de *Camomille*, de *Belladone*, de *Cochlearia*, d'*Absinthe*, de *Menthe*, ont été également tentés. Enfin, initiative heureuse, dont il convient de féliciter M. GAUTIER, Chef de culture de l'Etablissement, les allées entourant la propriété ont été plantées de *tilleuls*, tandis qu'en bordure du ruisseau, des *peupliers* fourniront une intéressante récolte de bourgeons.

Les premiers résultats obtenus par M. MARC sont très encourageants et nul doute qu'avec la méthode et la persévérance qui semblent présider à l'exploitation de ses cultures,ils ne deviennent dans l'avenir plus importants encore.

A **Riom**, M. PEYRONNET, pharmacien, a créé, depuis 1909, un petit centre de production de plantes médicinales qui porte aujourd'hui sur près de 4 hectares. Sans se laisser rebuter par les premiers échecs de début, M. PEYRONNET a donné au contraire, peu à peu, une importance de plus en plus grande à ses cultures. Tout récemment encore, il vient d'installer au milieu de celles-ci un séchoir perfectionné, à air chaud, où les produits mis à sécher reposent sur un grillage métallique. Aussi, M. le Professeur PERROT a-t-il tenu à féliciter chaleureusement M. PEYRONNET pour sa persévérance et les beaux résultats qu'il est finalement parvenu à obtenir.

M. PEYRONNET cultive,en effet, maintenant, avec succès la *Rose trémière*, dont la plantation était vraiment de belle venue, la *Menthe poivrée*, la *Mélisse*, la *Sauge sclarée* et aussi quelques solanées toxiques parmi lesquelles le *Datura* et la *Belladone*,

⁎
⁎ ⁎

L'INDUSTRIE DES PLANTES MÉDICINALES DANS LE FOREZ.

Depuis de nombreuses années déjà, la région de Montbrison est le siège d'une industrie particulièrement prospère des plantes médicinales. Les Monts du Forez qui la bordent à l'Est sont, en effet, éminemment riches en espèces officinales et aromatiques et la cueillette y a pris un très grand développement grâce, surtout, à l'action de M. DUREL, qui, depuis 1882, n'a cessé de s'intéresser d'une façon active à la production des plantes utilisées par la pharmacie et la distillerie. En collaboration avec M. JAY, celui-ci créait, dès 1896, une première culture de plantes médicinales qui tout d'abord porta sur deux hectares. Par la suite, cette modeste exploitation, grâce à la ténacité et aux qualités de méthode de ses propriétaires, devait prendre une importance tout à fait remarquable puisque aujourd'hui les Etablissements DUREL, JAY et NAACKE consacrent près de cent hectares à la culture des plantes médicinales et aromatiques dans les environs immédiats de Montbrison. La visite de ces cultures, qui sont certainement parmi les plus belles de France, a intéressé au plus haut point les membres du 2ᵉ Congrès de la Culture des Plantes Médicinales. Pendant plus de trois heures, ces derniers ont parcouru le domaine de la Bruyère de récente création, puis celui de Vaure, vieux d'environ vingt-cinq ans, entre lesquels sont distribués par parties à peu près égales la centaine d'hectares de l'exploitation. Ils ont pu admirer la belle tenue et la vigueur des plantations et prendre, sur place, la plus fructueuse des leçons de choses. Ils ont assisté à la récolte de l'Hysope, à la cueillette de la Rose de Provins à laquelle participait une vingtaine de femmes ou enfants ; ils ont visité les séchoirs à air normal et à air chaud, installés au milieu du domaine de Vaure, où fonctionnent deux grandes étuves et qui disposent de plus de 4.000 claies (Planche 2). Enfin, chacun a pu se rendre compte que si l'exploitation de MM. DUREL, JAY et NAACKE était, à tous égards, exemplaire, c'est que les méthodes culturales modernes y étaient largement mises en œuvre : emploi rationnel des engrais, utilisation des machines agricoles les plus récentes, etc.

Une cinquantaine d'espèces différentes sont cultivées à Montbrison ; les énumérer toutes serait fastidieux ; citons parmi les plus importantes ou les plus intéressantes : l'*Absinthe*, l'*Angélique*, l'*Armoise*, l'*Aunée*, le *Bouillon blanc*, la *Bourrache*, le *Chardon bénit*, le *Cochlearia*, le *Cresson*, le *Datura*, l'*Estragon*, le *Fenouil*, le *Galega*, la *Guimauve*, l'*Hysope*, la *Jusquiame*, la *Mélisse* de Moldavie (*Dracocephalum moldavicum*), le *Mélilot bleu* (*Trigonella cærulea*), la *Menthe poivrée*, la *Pensée sauvage*, le *Persil*, le *Raifort*, la *Rose trémière*, la *Rose de Provins*, la *Sauge*, le *Souci*, la *Tanaisie*, la *Valériane*, etc. Parmi ces espèces, celles qui sont cultivées sur une grande échelle sont :

Le Bouillon blanc	environ pour 5 hectares.	
Le Chardon bénit	—	
Le Datura	—	
La Menthe poivrée	—	
Le Souci	—	
La Valériane	—	
La Rose de Provins	environ pour 4 hectares.	
L'Hysope	— 2	—
L'Angélique	— 1	—
L'Aunée	— 1	—
La Sauge	— 1	—

La **Valériane** cultivée à Montbrison n'est pas la variété officinale, mais bien la Valériane à feuilles de Sureau, *Valeriana sambucifolia*, dont d'ailleurs les caractères et les propriétés seraient analogues à ceux de *V. officinalis* (1).

Quant au **Bouillon blanc**, les deux plantations qu'il a été possible de visiter, l'une de l'année, l'autre vieille de 2 ans, ont attiré toutes deux l'attention des congressistes par leur superbe tenue et la vigueur incomparable des plants (Planche I). Ceux-ci proviennent de sujets sélectionnés en vue de l'obtention de grosses fleurs d'un beau jaune d'or. La cueillette de celles-ci nécessite une main-d'œuvre abondante qui demeure employée tous les jours à cette opération, pendant les 2 à 3 mois que dure la floraison. En outre, ces fleurs, si l'on veut conserver leur belle couleur, doivent être séchées rapidement au séchoir à air chaud, ce qui est d'ailleurs admirablement réalisé aux Etablissements DUREL et Cie.

La culture du Bouillon blanc, relativement facile, est d'un

(1) DUCLERGET, I. — Contribution à l'Etude des Valérianes. Etude comparative de la *Valériane* off. L. et de la *Valeriana sambucifolia*. *Thèse Doc. Pharm.*, Nancy, 1921.

excellent rendement; on estime qu'un hectare peut fournir environ 2.200 kilos de fleurs.

La Menthe poivrée, qui occupe 4 hectares de terrain, a été mise en place dans un sol frais, généreux, qui semble lui convenir à merveille. Ce serait une variété de *Mentha piperita* analogue à celle qui est cultivée à Mitcham ; la plantation a d'ailleurs été établie à l'aide de 10 kilos de plants envoyés d'Angleterre.

La **Rose de Provins** (*Rosa gallica*), dont la culture jadis en honneur, était pratiquée un peu partout en France, n'est plus maintenant produite qu'en de rares endroits, sa consommation ayant sensiblement diminuée au cours des dernières années Aussi, les champs de rosiers de Montbrison, qui couvrent environ 4 hectares, n'avaient-ils que plus d'intérêt pour les membres du Congrès qui les ont parcourus au moment où une équipe d'environ 20 femmes ou enfants procédait à la cueillette des boutons. (Planche II). Les cueilleurs emportent à la maison leur récolte de la journée qui a été contrôlée avant leur départ. Là, ils effeuillent soigneusement les boutons et le lendemain ils rapportent les pétales qui sont immédiatement mis à sécher au séchoir à air chaud.

Bien d'autres plantes encore, parmi toutes celles qui sont cultivées à Montbrison, mériteraient une mention particulière : telle l'**Angélique,** cultivée pour ses fruits qui vont à la distillerie, et qui pousse avec une vigueur incomparable ; tel encore le **Datura** qui fait l'objet d'une culture très importante puisque plus de 5 hectares y sont consacrés.

Sans exagération, on peut dire que toutes les plantations que les congressistes ont visitées à Montbrison étaient remarquables à tous point de vue. L'effort admirable de la firme DUREL, JAY et NAACKE peut être offert en exemple à tous, et les résultats que celle-ci a obtenus dans ses termes de La Bruyère et de Vaure prouvent que, dans le domaine de la production des plantes médicinales, les grandes exploitations, lorsqu'elles sont méthodiquement menées, connaissent le succès au même titre que les autres.

*
* *

LA CULTURE DES PLANTES MÉDICINALES DANS LE LYONNAIS.

Sous la conduite du Professeur BRETIN, Président du Comité régional lyonnais des plantes médicinales, les membres du Congrès auxquels s'étaient joints plusieurs industriels, **droguistes,** pharmaciens et herboristes de Lyon, ont pu visiter dans la journée du 22 juin différents Etablissements et installations de la région. Grâce aux automobiles que les amis du Comité lyonnais avaient eu la délicate intention de mettre à sa disposition, cette visite pu s'effectuer d'une façon confortable et rapide.

Dans la matinée, les congressistes se rendirent tout d'abord à la **Verpillière**, chef-lieu de canton de l'Isère, situé à une trentaine de kilomètres à l'est de Lyon, où ils furent l'objet, de la part de M. le Maire, d'une cordiale réception.

C'est à la **Verpillière** que M. DE POUMEYROL a installé, depuis bientôt trois ans, dans une prairie voisine de la rivière Bourbre, une culture de plantes médicinales. Malheureusement le choix de ce terrain ne semble pas avoir été heureux ; la nature géologique du sous-sol est telle que souvent en hiver une nappe d'eau recouvre les cultures, tandis qu'en été, par les fortes chaleurs, l'évaporation rapide de l'eau transforme le sol en une croûte épaisse qui se crevasse, au grand détriment des plantes. De sorte que les essais que M. DE POUMEYROL a tentés n'ont pas eu tout le succès désirable ; c'est d'autant plus regrettable que chacun connaît la part que ce dernier a prise depuis 1916 dans la campagne menée en France pour développer la production des plantes médicinales, et quelle activité il a déployée dans ce but. Néanmoins, sa tentative de la Verpillière n'aura pas été vaine, et aura montré qu'on ne saurait jamais trop s'entourer de renseignements sur la nature du sol et du sous-sol, l'irrigation, les possibilités de main-d'œuvre de la région, etc... avant d'entreprendre une culture de plantes médicinales, qui, en outre, ne devra être tentée, pour commencer, que sur un espace restreint.

Un grand nombre d'espèces médicinales et aromatiques ont été mises en culture à la Verpillière parmi lesquelles : l'*Absinthe*, l'*Armoise*, la *Bistorte*, la *Bourrache*, le *Chardon bénit*, le *Chardon Marie*, la *Consoude*, la *Cynoglosse*, l'*Hysope*, la *Laitue vireuse*, la *Mauve*, la *Mélisse*, la *Menthe*, la *Pariétaire*, la *Pimprenelle*, le *Raifort*, la *Rose trémière*, la *Saponaire*, la *Sauge sclarée*, le *Souci*, la *Tanaisie*, la *Verveine officinale*

La **Mauve**, cultivée sur près d'un hectare, a donné cette année de bons résultats ; c'est une variété à grande fleurs bleues, analogue à celle récoltée dans le Nord. Le **Bouillon blanc** (Planche III) a donné également un bon rendement, de même que le **Souci**

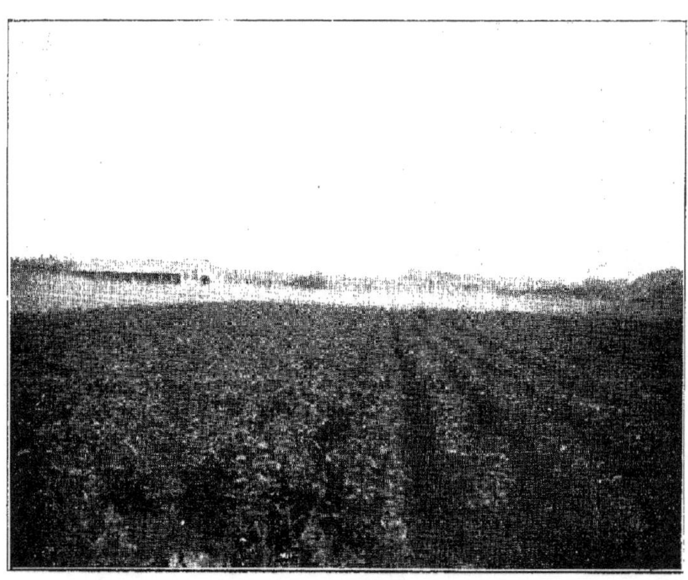

Culture de la Menthe poivrée, à Dun-sur-Auron (Cher).

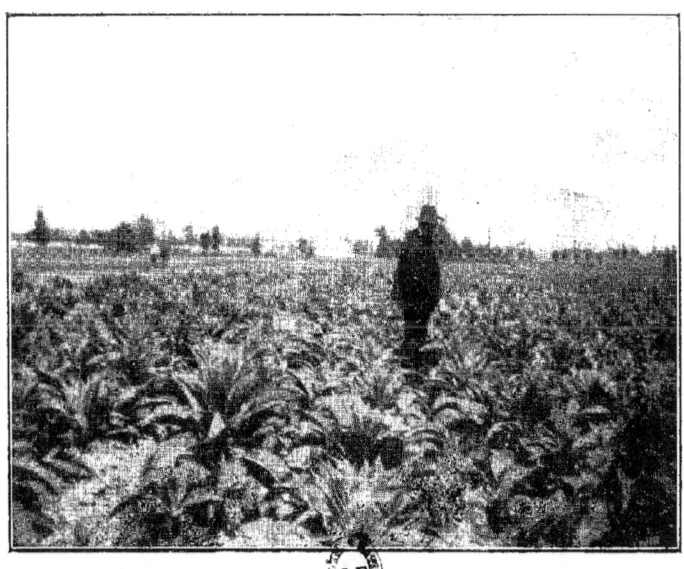

Une jeune plantation de Bouillon-blanc, à Montbrison (Loire).

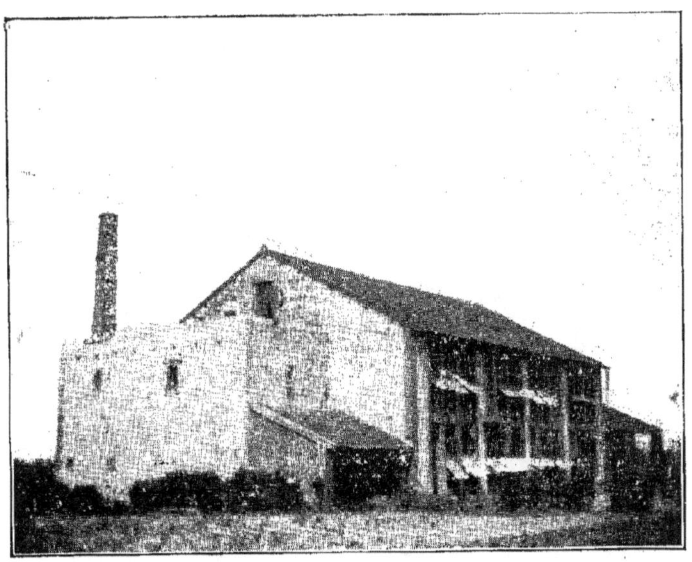

Séchoir des Cultures Durel, Jay et Naacke, à Montbrison.

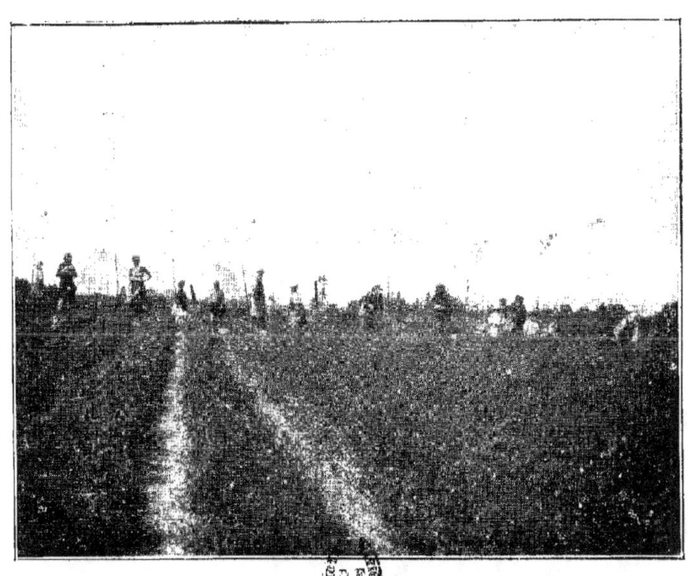

La cueillette des Roses de Provins, à Montbrison.

UNE DOYENNE DE LA CUEILLETTE.

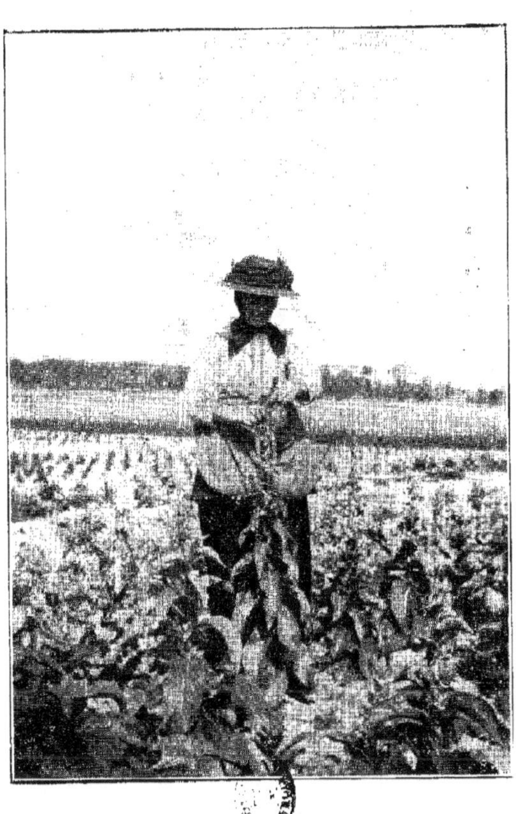

Récolte du Bouillon blanc aux cultures De Poumeyrol, à La Verpillière (Isère).

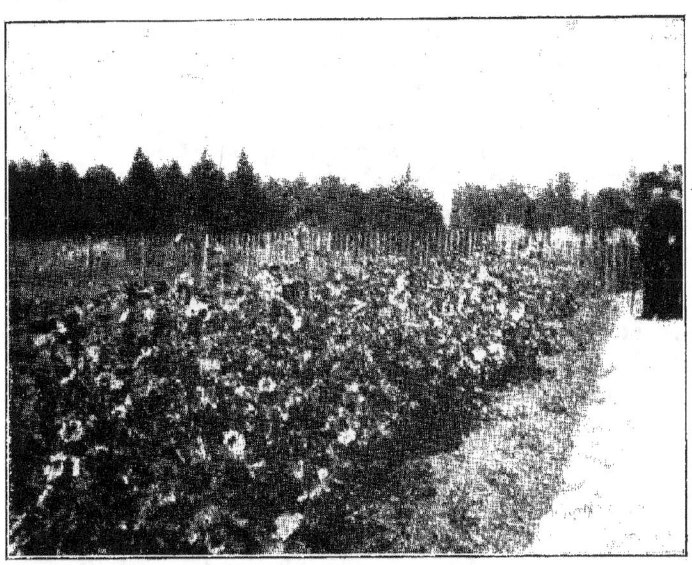

Un carré de Mauve à grandes fleurs, au Jardin d'essai de Bron (Rhône).

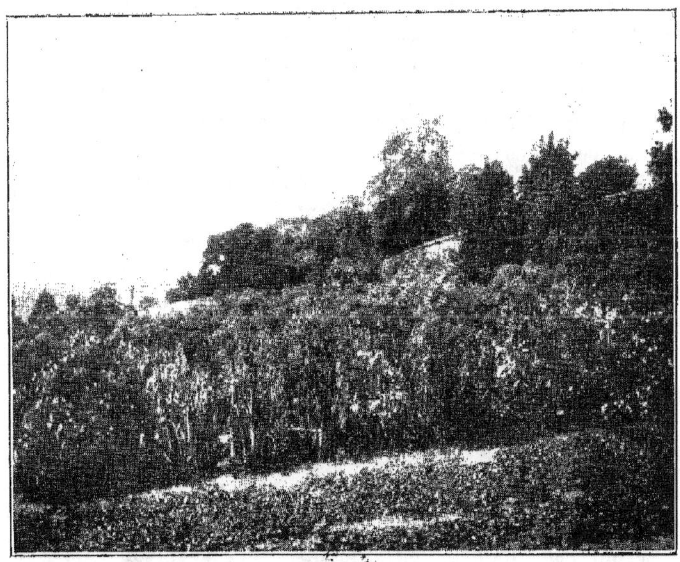

Culture de l'Angélique, chez M. Caple, à Lyon-Saint-Just (Rhône).

officinal, dont la variété cultivée est à gros capitules d'un beau jaune orangé. Les congressistes se sont particulièrement intéressés à certaines espèces qui ne sont que très rarement cultivées et que M. DE POUMEYROL est parvenu à produire non sans succès, telle la **Pimprenelle** (*Poterium Sanguisorba*) qui couvre environ 1/2 hectare, telle la **Cynoglosse officinale**, recherchée pour ses racines, telle aussi la **Pariétaire officinale** qui, dans la même année, peut donner deux coupes. Egalement, il convient de noter quelques essais qui ont été tentés sur une petite échelle, par exemple la culture de l'**Aurone citronnelle**, de la **Benoîte**, du **Carthame**, de la **Colchique**, de la **Reine des Prés**, ainsi que l'introduction couronnée de réussite de deux espèces officinales du Nord de l'Amérique : *Cimicifuga racemosa* et *Podophyllum peltatum*, toutes deux récoltées pour leur racine.

En somme, il a été accompli à la Verpillière un très bel effort qui, malheureusement, pour les raisons exposées plus haut, n'a pas donné tous les résultats qu'on était en droit d'en attendre. Il aura eu malgré tout le grand intérêt de propager l'idée de la récolte des simples dans cette région du Lyonnais, et d'apporter une utile contribution à l'étude de la production des plantes médicinales et aromatiques.

En quittant la Verpillière, les congressistes se sont rendus à **Bron-Asile** (Rhône) où ils ont visité le *Jardin d'essai pour la culture des Plantes médicinales* qui a été installé dans les dépendances de l'Asile de Bron, sous la direction éclairée de M. le Professeur BRETIN. Ce jardin, composé de 3 parcelles, d'environ 2.500 m² de superficie totale, permet au Comité régional lyonnais d'expérimenter certaines espèces, de recueillir des graines et de préparer des jeunes plants destinés à être remis aux cultivateurs. Les premiers travaux entrepris permettent de bien augurer de l'avenir ; la belle tenue du jardin, la variété des espèces étudiées, l'intérêt des résultats obtenus ont été vivement appréciés des membres du Congrès qui se sont plu à féliciter M. BRETIN de son heureuse initiative, ainsi que son collaborateur dévoué, M. ABRIAL. M. BRETIN a bien voulu résumer, dans les lignes qui suivent, ce qui a déjà été entrepris à Bron ; nous ne pouvons mieux faire que de reproduire celles-ci :

« La 1re parcelle (plantée en 1920) ne contient que des Iris. Les « uns (Iris des jardins) sont des hybrides entre *Iris pallida* et « *I. variegata* ; beaucoup ont donné des graines. Ces nombreuses « formes seront sélectionnées, en rejetant celles à rhizome de « petites dimensions, et expérimentées comme valeur commerciale.

« Les autres, qui forment deux grandes plates-bandes, sont des
« iris cultivés à Vérone et à Florence.

« Les Iris de Vérone sont d'une grande vigueur ; ils répondent
« à deux types semblables comme organes végétatifs, différents
« comme couleur des fleurs qui sont de grande taille ; l'un, très voi-
« sin du *pallida*, est la variété Como de l'*Iris pallida* ; l'autre, de
« floraison plus précoce, et de couleur plus violette,est une forme
« plus voisine du *germanica*.

« Les Iris de Florence (de deux origines) sont tous semblables ;
ce sont des *pallida*.

« La 2ᵉ parcelle (également plantée en 1920) comprend comme
« plantes médicinales : Fenouil commun, Fenouil amer, Mélisse
« officinale, Lavande vraie (de Couzon-Rhône). Lavande (hybride,
« provenant de Quarré-les Tombes), *Artemisia austriaca, A.*
« *Absinthium, Ruta graveolens* et *Valeriana officinalis*, var.
« *sambucifolia*.

« En outre, cette parcelle contient de nombreux Iris rapportés
« d'Italie par M. ABRIAL et quelques lignes de Lavande provenant
« de boutures rapportées par le même, lors du Congrès de la
« Lavande en 1920.

« La 3ᵉ parcelle a été mise à notre disposition en avril dernier ;
« pourtant, deux mois après, elle a pu être visitée avec intérêt par
« les Congressistes qui ont pu y voir, en particulier, les grandes
« et belles fleurs de la Mauve du Nord.

« Le terrain divisé en plates-bandes et les allées tracées, les
« bordures furent plantées en Hysope, Mélisse, Thym, Origan
« nain, Moldaire, Sauge officinale, Souci, Pyrèthre de Dal-
« matie, etc.....

« Les planches à semis, rapidement mises en état, donnèrent en
« quelques semaines des sujets abondants et on put repiquer :
« Sauge sclarée, Marrube, Œillet grenadin, Romarin, Mélisse,
« Rose trémière, Hysope, etc.....

« Trois plates-bandes furent plantées avec environ 350 espèces
« ou variétés d'Iris provenant de Genève, de Londres, de Paris et
« de divers jardins botaniques étrangers ; une plate-bande a été
« réservée aux variétés et espèces naines, non intéressantes pour
« les rhizomes mais devant être étudiées avec les précédentes pour
« contrôler la valeur des espèces décrites dans les livres et qui ne
« sont ordinairement que des hybrides entre deux espèces ou des
« formes de la même espèce.

« D'avril à juillet, ce jardin a servi à la culture d'une cinquan-
« taine d'espèces différentes.

« Toutes ces cultures ont parfaitement réussi, en particulier,

« celles de Mauve du Nord (Planche IV), celle de Pyrèthre
« (comprenant plusieurs dizaines de milliers de plançons prêts au
« repiquage), celle de Mélisse de Moldavie, de Bourrache, de
« Chardon bénit, de Chardon Marie, de Sauge sclarée, etc.....
« Elles ont permis de recueillir des graines de ces espèces et
« d'autre part de se documenter exactement sur la technique de
« ces cultures » (1).

Dans l'après-midi, les membres du Congrès se sont rendus chez
M. Louis CARLE, Horticulteur à **Lyon St-Just**, 152, Chemin de
Saint-Just, à St-Simon. Là, sont exploitées dans un riant vallon,
admirablement irrigué par deux sources, des cultures de plantes
médicinales qui sont peut-être parmi les plus vieilles de France.
Elles ont, en effet, été créées en 1840 par M. FERLAT, père de
Mme Louis CARLE. On ne saurait les comparer à celles vues
jusqu'ici par les congressistes : tout d'abord pour la raison qu'elles
se présentent sous la forme de petites parcelles disposées en
bandes comme dans un potager et où les plantes les plus variées
alternent les unes avec les autres. En outre, peu d'espèces sont
cultivées sur une vaste échelle. D'une façon générale, les plantes
sont vendues à l'état frais aux industriels lyonnais pour la fabrication de produits pharmaceutiques, de sorte qu'aucune installation
de séchage n'a été prévue dans l'exploitation de M. CARLE. Celle-ci
est, en vérité, un très grand *jardin de plantes médicinales* où le
sol est extrêmement généreux par suite des apports répétés de
fumier qui y ont été faits.

A part l'**Angélique** (Planche IV) et la **Belladone**, qui sont
produites sur une échelle relativement grande — M. CARLE aurait
récolté jusqu'à 10 tonnes de Belladone par an — il n'est consacré
aux autres plantes cultivées à St-Just que des carrés de faible
superficie. Parmi ces dernières figurent des plantes antiscorbu-
tiques (*Cresson, Cochlearia, Raifort*), des plantes aromatiques
(*Angélique, Hysope, Lavande, Mélisse, Menthe, Persil, Sarriette,
Thym*), des plantes toxiques (*Aconit, A. Napel* et *A. paniculatum,
Belladone, Datura, Jusquiame, Rue*), et bien d'autres espèces
encore connues : la *Verveine odorante*, l'*Ambroisier*, la *Mélisse
de Moldavie*, la *Menthe-coq*, le *Mélilot bleu*, la *Mauve*, la *Camomille*, etc.,...
M. le Prof. PERROT, en remerciant M. et Mme CARLE de leur

(1) En sortant du Jardin de Bron, quelques Congressistes, sous la conduite
de M. le Prof. PERROT, sont allés visiter à Villeurbanne, les importantes cultures de *Sauge sclarée* de la Société française des Produits aromatiques.

aimable réception, a tenu à les féliciter tout particulièrement pour la belle tenue de leurs cultures et pour le soin qu'ils apportent à fournir à l'industrie des produits de qualité irréprochable. C'est sur ces félicitations qui terminaient la visite, que M. le Prof. Perrot déclara alors clos le 2ᵉ Congrès National de la Culture des Plantes Médicinales.

Toutefois, avant de se séparer, quelques congressistes se rendirent 157, Grande-Rue Saint-Clair, à Lyon, où M. de Pou-meyrol les dirigea dans la visite de ses Etablissements. Ceux-ci, véritable modèle du genre, ont permis de se rendre compte comment devait être conçue l'organisation d'une herboristerie en gros, où les innombrables balles qu'elle contient doivent être soigneusement et méthodiquement rangées dans des locaux spacieux, d'une propreté méticuleuse, clairs et parfaitement aérés.

G. Blaque,

Secrétaire Général de l'Office National des Matières Premières
pour la Droguerie.

TABLE DES MATIÈRES.

IMPRIMERIE ET LITHOGRAPHIE L. DECLUME, LONS-LE-SAUNIER.

SOUSCRIPTEURS

DE

L'OFFICE NATIONAL DES MATIÈRES PREMIÈRES VÉGÉTALES

pour la Droguerie, la Pharmacie, la Distillerie et la Parfumerie.

ALLAND et ROBERT, 12, rue Charlot, Paris.

BAUDE, 19, rue Sainte-Croix-de-la-Bretonnerie, Paris.

BÉCHET et JOURDAN, 40, rue Trouchet, Lyon.

BOULANGER-DAUSSE, 4, rue Aubriot, Paris.

Dr BRIENS (Droguerie principale), 4, rue de Jussieu, Lyon.

BUCHET et Cie, 7, rue de Jouy, Paris.

Etablissements BYLA, Gentilly (Seine).

CARENOU et THUR, Moussac (Gard).

Chambre syndicale des Fabricants de produits pharmaceutiques, 24, rue d'Aumale, Paris.

CHARLES et Cie, 13, rue St-Léonard, Nantes.

CHIRIS, 13, rue Ballu, Paris.

COMAR, 20, rue des Fossés-Saint-Jacques, Paris.

Coopération Pharmaceutique Française, 66, rue Dajot, Melun.

DARRASSE Frères, 13, rue Pavée, Paris.

DAVID-RABOT, 49, rue de Bitche, à Courbevoie.

DÉCHAUD, 2, Cité Bergère, Paris.

De POUMEYROL, 157, Grande-Rue Saint-Clair, Lyon.

De RICQLÈS, 135, Boulevard Victor-Hugo, Saint-Ouen.

DURBAN, 35, r. des Francs-Bourgeois, Paris.

ESMENARD et BOINOT, 11, rue Ferdinand-Duval, Paris.

FAMEL, 20, rue des Orteaux, Paris.

FERMÉ Gabriel, 55, Boulevard de Strasbourg, Paris.

FERRAND et CHARABOT, Grasse (Alpes-Maritimes).

FERRÉ-BLOTTIÈRE, 6, rue Dombasle, Paris.

FOUCHER, 20, rue du Petit-Musc, Paris.

FOULD et Cie, 30, rue du Faubourg Poissonnière, Paris.

FOURTON et PATRIARCHE, à Clermont-Ferrand.

GALLOIS et Cie, 9 et 11, rue de la Perle, Paris.

GARBIT et Cie, 105, rue Saint-Pierre, Marseille.

Etablissements GOY, 23, rue Beautreillis, Paris.

GRADVOHL et Fils, 21, rue d'Enghien, Paris.

HOFFMANN-LA ROCHE et Cie, 21, Place des Vosges, Paris.

JAVAL et BIENAIMÉ (Parfumerie HOUBIGANT), 19, Faubourg Saint-Honoré, Paris.

KLOTZ (Parfumerie Pinaud), 18, Place Vendôme, Paris.

KÜHLMANN, 117, Boulevard Haussmann, Paris.

LATOUR, 15, rue de la Révolution, à Montreuil-sous-Bois.

LEBLANC, 3, Boulevard Henri IV, Paris.

LEGOUX et Fils, 10, rue de Turenne, Paris.

MARIUSet LEVY, 123, Faubourg Poissonnière, Paris.

MATHURIN, 98, rue de Charenton, Paris.

MICHEL, LAURENT et GUIGUE, 4, rue Elzévir, Paris.

NATHAN (Laboratoire Cadum), 5, Boulevard de la Mission-Marchand, Courbevoie.

PELLIOT et Cie, 24, Place des Vosges, Paris.

POINTET et GIRARD, 30, rue des Francs-Bourgeois, Paris.

POIZAT fils, 24 et 30, rue de la Gare, Lyon.

POULENC Frères, 92, rue Vieille-du-Temple, Paris.

PREVET, 48, rue des Petites-Ecuries, Paris.

REGNAULT Henri, 38 *bis*, Avenue de la République, Paris.

ROQUES Ferdinand, 36, rue Sainte-Croix-de-la-Bretonnerie, Paris.

SESTIER, 9, Cours de la Liberté, Lyon.

SILBERT et RIPERT, 30, rue Bénédit, Marseille.

SIMON, 59, Faubourg Saint-Martin, Paris.

Société Française des Glycérines, 42 *bis*, rue des Mathurins, Paris.

Société Lyonnaise de Droguerie pharmaceutique, 21, rue de la Pyramide, Lyon.

Société du Traitement des Quinquinas, 18 rue Mahler, Paris.

SOSSLER et DORAT, 35, rue des Blancs-Manteaux, Paris.

Syndicat de la Droguerie et des Commerces annexes, 109, rue du Dragon, Marseille.

Syndicat de la Parfumerie française, 348, rue Saint-Honoré, Paris.

TAILLANDIER, Route de Sannois, Argenteuil.

THIERCELIN et CHARRIER, Pithiviers-en-Gatinais (Loiret).

THIRIET et Cie, 28, rue des Ponts, Nancy.

TRENTY, à Agen.

Union des Industries Chimiques, 4, rue de Rome, Paris.

VAILLANT, 77, rue Falguière, Paris.

VERNIN, 1, rue Dajot, Melun.

VILLENEUVE, 11, rue des Blancs-Manteaux, Paris.

Publications de l'Office National des Matières Premières végétales pour la Droguerie, la Distillerie, la Pharmacie et la Parfumerie.

Notice n° 1. — **La Lavande**, par M. H. HUMBERT...................................... Prix : **2 fr. 50**
— n° 2. — **L'Hydrastis canadensis L.**, par Em. PERROT et Mᵐᵉ V. GATIN . Prix : **2 fr.**
— n° 3. — **Sur la culture de la Rose et du Jasmin et de quelques autres plantes à essences dans le Midi de la France**, par MM. DANIEL et MEUNISSIER... Prix : **1 fr. »**
— n° 4. — **Le Camphrier et ses produits**, par Em. PERROT et Mᵐᵉ V. GATIN. Prix : **5 fr. »**
— n° 5. — **La Gomme arabique, le Séné et quelques autres produits végétaux du Soudan anglo-égyptien** (Rapport de la Mission PERROT-ALLAND, février-mars 1920). 1 fascicule de 72 p. avec carte et 16 pl. hors texte. (épuisé). Prix : **15 fr. »**
— n° 6. — **Les efforts de l'Etranger pour la production des drogues végétales indigènes ou cultivées**, par Em. PERROT et G. BLAQUE................ Prix : **4 fr. »**
— n° 7. — **Une Mission d'études sur la Lavande et son industrie dans le Sud-Est de la France**, suivi d'un Rapport sur la Lavande, l'Aspic et leurs hybrides, par M. H. HUMBERT.................................... Prix : **8 fr. »**
— n° 8. — **Matière médicale indigène de l'Afrique du Nord**, par J. BOUQUET Prix : **4 fr. »**
— n° 9. — **Compte-rendu de la Commission d'études de la Lavande**, réunie au Ministère du Commerce, le 11 mai 1921........................... (épuisé).
— n° 10. — **Sur les Productions végétales du Maroc, la Constitution du sol marocain et les influences climatologiques**, par MM. Em. PERROT et L. GENTIL. Prix : **25 fr. »**
— n° 11 — **Les Menthes cultivées**..................................... Prix : **6 fr. »**

Publications des Comités régionaux des Plantes Médicinales et à Essences subventionnées par l'Office.

1° **Les Plantes médicinales de la région Mayenne-Sarthe**, par MM. E. LABBÉ et A. GENTIL.

2° **Notice sur la Récolte et la Culture des Plantes médicinales et à Essences en Provence** (Comité de Marseille).

3° **Les Plantes médicinales de Tunisie**, par MM. le Dʳ CUENOD, L. GUILLOCHON et L. LUCIANI.

4° **Les Plantes médicinales dans le département de l'Aveyron**, par MM. BENEZECH et C. TOULOUSE.

5° **Notice sur les Plantes médicinales et à Essences de l'Hérault**, par MM. A. JUILLET et J. RODIE.

6° **Les Plantes médicinales dans le département de l'Aude**, par MM. MARTY et L. SARCOS.

7° **Les Plantes médicinales dans le département du Gard.**

8° **Les Plantes thérapeutiques du Puy-de-Dôme**, par MM. HUGUET et PERRIN

9° **Les Plantes médicinales des Pyrénées-Orientales**, par M. A. JUILLET.

10° **Les principales Plantes médicinales du Massif central** par MM. HUGUET, PERRIN et GARNAUD.

11° **Les Plantes médicinales en Alsace-Lorraine**, par M. P. LAVIALLE.

12° **Les Plantes médicinales des Hautes-Alpes.**

Autres travaux publiés sous les auspices de l'Office et du Comité interministériel.

1° **Le Comité interministériel des Plantes médicinales et des Plantes à essences :** son histoire son but, ses moyens d'action.

2° **Catalogue méthodique des Plantes officinales et des Drogues médicamenteuses**, dressé d'après les éditions de la Pharmacopée française, par MM. L. BRUNTZ et M. JALOUX.

3° **Premier Congrès national de la culture des Plantes médicinales**, tenu à Angers, le 23 juillet 1919, par MM. ELBEL et POHER.

4° **Rapport sur la culture des arbres à Quinquina**, par M. PHILIPPE.

5° **Le Pyrèthre : culture, récolte, préparation**, par MM. A. JUILLET et Ch. PASQUET.

6° **Culture de la Marjolaine dans la région sfaxienne**, par M. P. LUCIANI (extrait du *Bulletin des Sciences pharmacologiques*).

7° **Le Rôle du Personnel enseignant dans la récolte des Plantes Médicinales sauvages**, par M. TOULOUSE.

8° **Le Savon-Pyrèthre** par MM. JUILLET, GALAVIELLE et ANCELIN.

9° **Pyrèthre insecticide**, par MM. le Dʳ Ph. BRETIN et Cl. ABRIAL.
